临床药师工作手册

咳喘治疗

总主审　李大魁
总主编　葛卫红
主　审　蔡映云　刘丽宏
主　编　游一中　葛卫红
编　委　（按姓氏笔画排序）

王　倩　叶晓芬　严思敏　李丹滢
杨　蕊　吴秋惠　邱　慧　沈　珠
张晋萍　张桂凡　陈　蓉　陈卫霖
聂　力　夏宗玲　曹　斌　葛卫红
韩　舟　游一中

人民卫生出版社
·北京·

图书在版编目（CIP）数据

临床药师工作手册. 咳喘治疗 / 游一中，葛卫红主编 . —北京：人民卫生出版社，2020.12 (2021.1重印)

ISBN 978-7-117-30842-7

Ⅰ.①临… Ⅱ.①游…②葛… Ⅲ.①临床药学 — 手册②咳嗽 — 治疗 — 手册　Ⅳ.①R97-62②R562.2-62

中国版本图书馆 CIP 数据核字（2020）第 214054 号

人卫智网　www.ipmph.com	医学教育、学术、考试、健康，购书智慧智能综合服务平台	
人卫官网　www.pmph.com	人卫官方资讯发布平台	

临床药师工作手册——咳喘治疗
Linchuang Yaoshi Gongzuo Shouce——Kechuan Zhiliao

主　　编：游一中　　葛卫红
出版发行：人民卫生出版社（中继线 010-59780011）
地　　址：北京市朝阳区潘家园南里 19 号
邮　　编：100021
E - mail：pmph @ pmph.com
购书热线：010-59787592　010-59787584　010-65264830
印　　刷：三河市君旺印务有限公司
经　　销：新华书店
开　　本：850×1168　1/32　　印张：7　　插页：1
字　　数：175 千字
版　　次：2020 年 12 月第 1 版
印　　次：2021 年 1 月第 2 次印刷
标准书号：ISBN 978-7-117-30842-7
定　　价：48.00 元
打击盗版举报电话：010-59787491　E-mail：WQ @ pmph.com
质量问题联系电话：010-59787234　E-mail：zhiliang @ pmph.com

慢性呼吸系统疾病是全球四大慢性疾病之一,对我国人民健康造成重大危害。相比于心血管疾病、癌症、糖尿病三大慢性疾病,我国慢性呼吸系统疾病的防治能力严重不足,已成为我国慢性疾病整体防控工作的"短板"甚至"底板",其未来流行状况及防治形势更加严峻。2019年7月,中共中央、国务院发布了《健康中国行动(2019—2030年)》,明确提出到2022年和2030年,70岁及以下人群慢性呼吸系统疾病死亡率下降到9.0/10万及以下和8.1/10万及以下,40岁及以上国民慢性阻塞性肺疾病知晓率分别达到15%及以上和30%及以上。

当前,国民对慢性阻塞性肺疾病的认知程度低,正确诊断、规范治疗、随访管理等方面严重不足,导致众多患者病情迁延加重。目前防控工作存在诸多问题,主要有:慢性阻塞性肺疾病患者9 990万,成人哮喘4 570万,加20岁以下患病人数合计约一亿五千万,疾病负担异常沉重;社会认知过于"陌生"和"冷漠";诊断治疗不足、不规范,错失早期干预时机等。另外,我国基层医生对慢性阻塞性肺疾病相关知识掌握不足,仅10%左右的慢性阻塞性肺疾病患者接受了标准的规范化诊治,并且药物治疗的不足率高达50%。

基于需求的迫切性,作为一个呼吸专科医生,我深感有责任推动全国的呼吸专业医疗团队解决这一重大问题。为此,我们在2018年4月正式启动了呼吸与危重症医学科(pulmonary and critical care medicine,PCCM)规范化建设项目。截至2019年12月,全国各级医疗机构(包括基层)已经有1 660余家单位通过认定或培训。

我们知道，呼吸系统疾病最直接的治疗方式是经呼吸道给药。临床实践证明，掌握规范的呼吸道给药方法并教会患者正确使用吸入剂，对慢性阻塞性肺疾病的治疗至关重要。鉴于此，呼吸专科医生和临床药师必须掌握经呼吸道给药的专业知识和专业技能。

为促进并完善 PCCM 规范化建设，提升临床药学服务能力，中华医学会呼吸病学分会、中国医师协会呼吸医师分会、中国药学会药学服务专业委员会共同发起了"PCCM 咳喘药学服务门诊"项目。

通过此项目的实施，我们希望看到在身边帮助慢性阻塞性肺疾病等呼吸系统疾病患者的不只有医生、护士，还有专业的药师对他们进行教育、随访等工作，更希望看到通过规范化的治疗可以减轻患者的痛苦。

"PCCM 咳喘药学服务门诊"项目非常重要，是 PCCM 规范化建设项目中的一项重要内容。值此成书之际，希望通过本项目的实施，引领呼吸专业药学事业同质化发展并产生实效，以应对呼吸系统疾病防治的严峻形势，承担起照护患者的责任。

中国工程院院士
中国医学科学院北京协和医学院校长

2020 年 7 月

序二

随着医疗卫生事业改革的不断深入和患者健康意识的不断加强，患者对药物安全性、有效性的关注度日益增高，对药学服务也提出了更高的要求。临床药师作为新兴力量，已逐步参与、融入临床一线的治疗团队，并成为高质量医疗团队的重要组成部分。临床药师主动分担临床医生诊疗活动中与药物治疗相关的工作，发挥自身的专业特长，关注患者的用药合理性，从而提高患者药物治疗的质量。

临床药学侧重于研究药物特性、用药对象和给药方式，临床药师有责任和义务承担起患者合理用药的教育任务，协助医生制定和实施个体化给药方案，评估药物疗效和监测不良反应，以期获得最佳的治疗效果。

以慢性阻塞性肺疾病和支气管哮喘为代表的慢性呼吸系统疾病是我国最为常见、疾病负担最为严重的慢性疾病种类之一。我国慢性呼吸系统疾病的诊治存在诸多问题，包括医务人员诊治同质性不佳、患者基本治疗手段（如吸入药物）使用不规范、依从性欠佳等，严重影响慢性呼吸系统疾病的临床防治效果。面对我国慢性呼吸系统疾病防治的诸多挑战，迫切需要临床药师参与对患者的用药管理，以更快、更好地达到治疗目标。

游一中教授长期从事临床药学领域的科研研究、教学和临床实践，尤其专注于呼吸道吸入制剂的研究与临床合理应用，兢兢业业，成绩斐然。他组织国内各地具有药学服务实践经验的一线呼吸专业临床药师主编了《临床药师工作手册——咳喘治疗》,阐述了咳喘疾病的药物治疗和药学监护策略。

本书既全面地介绍了常见咳喘相关疾病及其防治策略,又系统地介绍了咳喘治疗药物及其药学监护,特别对吸入疗法和吸入制剂的正确选择和合理使用,从基本原理、装置特点、影响因素、选用原则和药学监护等方面进行了重点讨论。在治疗药物介绍中,对妊娠期,哺乳期,肝、肾功能不全等特殊人群患者如何使用咳喘治疗药物给予了特别呈现。

本书凝聚了以游一中教授为代表的临床药学专家,针对特定疾病药物治疗优化和针对特定患者人群个体化诊疗与监护的重要思想和专业经验,结合了临床药师日常工作的特点和国家对药学服务高质量发展的新要求,观点鲜明、内容丰富、数据翔实,并结合具体案例进行分析,可操作性强,对于指导和规范咳喘专科临床药师工作具有重要的意义和参考价值。

本书可作为一线临床药师开展咳喘专科临床药学日常工作的工具书,实用性强,也可供其他广大临床药师和医护专业人员参考。

中华医学会呼吸病分会主任委员
上海交通大学医学院附属瑞金医院

2020 年 7 月

序三

健康中国建设,是我国医疗卫生发展的要务之一。这一任务的贯彻实施,离不开仁心竭力、医德高尚的医务人员,离不开遵医嘱、懂科学的患者和公众。2018 年 7 月创刊的《叙事医学》双月刊,其办刊理念就是"让医学更有温度"。细想,有专业、有人文、有温度、有价值的药学服务,不仅是药师的追求,也是患者的需求和期待!

在健康中国建设、提高患者治疗的规范管理率这一指标的落实过程中,药师参与查房、会诊和对患者进行用药指导,作用不可小觑。这些专业化的药学服务实践,让药师从药房发药窗口走到医生和患者身边,让药物的理化性质、制剂学知识与药物治疗学知识更贴近临床,让药师更有自信、更有作为,让医务人员和患者逐步接纳和认可药师,让专业化药学服务体现出金子般的独特价值。

南京鼓楼医院药师团队携手兄弟医院药师编写的《临床药师工作手册》,展示了他们十余年来的学习、探索和积累,体现了他们的自信、大气和利他思维,蕴含着他们对青年药师、对患者个体化药物治疗、对药学事业的挚爱,是对医院药学和药师们的加油和鼓励。

热烈祝贺《临床药师工作手册》面世!手册之外的叙事药

学故事和专业药学服务中的仁心仁术,留待南京鼓楼医院药师们与全国四十万医院药师和四十万执业药师继续书写……

是为序。

中国药学会医院药学专业委员会名誉主任委员

朱珠

2020 年 7 月

如果真的想做一件事,全世界都会帮你。

游一中老先生,常州市第一人民医院主任药师,曾获科技成果 26 项、专利 8 项,主编《中国药师海外游学札记》《吸入制剂药物治疗的药学监护》《临床药理学》《中国气雾剂工业、产品及市场》《医用气雾剂》,参编《变态反应学》《呼吸药理学与治疗学》《气雾剂手册》等书籍,被美国气雾剂协会前主席 M.A. 约翰逊称为中国的"气雾剂之父"。对于投身于这一领域的游教授来说,这一称呼一点也不为过。

在这一行业工作 50 多年的游教授,致力于把吸入理念带入中国、致力于让中国的更多患者依靠吸入制剂治疗慢性阻塞性肺疾病,也同时致力于吸入制剂的规范使用。

八十岁的老人家谈到他今后的梦想时,其中有一个就是看到中国的慢性阻塞性肺疾病患者依靠正确用药,回归正常生活。他说会用他今生余下的时间做好这件事。这个时候,王辰院士愿意帮助他。

王辰院士作为呼吸病学与危重症医学的专家,曾经说过:"如果把国民健康比喻为一个水桶装水,那么呼吸系统疾病就是最短的一块板,而且这块板还很宽"。王辰院士通过国家呼吸临床研究中心、呼吸专科医联体、PCCM 联盟等,致力于"补足这一短板",使得患者获得科学、便捷、经济、高效、连续的照护。而在这支队伍里,有理想、有技术、有热情的药师队伍,不可或缺。

在王辰院士的关心和支持下,中华医学会呼吸病学分会、中国医师协会呼吸医师分会及中国药学会药学服务专业委员会联合启动了"PCCM 咳喘药学服务门诊"项目,旨在培养高水平的呼吸药师,立足专业的用药管理,以此解决咳喘患者用药不规范的问题。与此同时,借助"PCCM 咳喘药学服务门诊"项目,提高国民对慢性阻塞性肺疾病的认知程度,改善慢性阻塞性肺疾病的诊断和治疗不足、不规范,错失早期干预时机等现状。

2020 年,我们完成了《咳喘药学服务评估专家指导意见》和《咳喘药学服务门诊验收标准》的建立,同时本书的出版将更好地帮助"PCCM 咳喘药学服务门诊"项目的成功运行。

我相信,全中国医师和药师共同合力去实现的一件事情,一件圆游一中老先生的梦、圆王辰院士的梦、圆我们共同的梦的事情,那就是让我们的咳喘患者"幸福呼吸"。

中国药学会药学服务专业委员会主任委员

2020 年 7 月

　　2002 年,卫生部颁发《医疗机构药事管理暂行规定》(卫医发〔2002〕24 号),明确要求各医疗机构应建立以患者为中心的药学管理工作模式,开展以合理用药为核心的临床药学工作。2005 年,卫生部在全国范围内启动了临床药师培训试点工作。自此,我国临床药学工作开始蓬勃发展,一个崭新并充满挑战的领域出现在药师面前。

　　在临床药学的工作实践中,药师们渴望有一本既贴近自己专业,又简洁、实用的工具书。为了使药师在临床实践中方便查阅,我们设计并编写了《临床药师工作手册》系列丛书,希望这套手册能使临床药师在面对日新月异的疾病治疗证据以及少则几十页、多则几百页的疾病治疗指南时,少些迷茫与无措。

　　《临床药师工作手册》系列丛书的特点是"少文字、多图表、辅案例",设计新颖,阅读体验友好。《临床药师工作手册——咳喘治疗》收录了关于咳喘治疗最新的国内外临床指南和循证研究证据,简洁介绍了咳喘相关疾病的发病机制和指南推荐的治疗药物特征、选择原则及药物治疗的注意事项与监护要点,还特别介绍了吸入制剂及其装置的特点与使用要点等。为了更加贴近一线临床药师的工作需要,本书设计的"慢性呼吸道疾病药物治疗策略检索图",可以帮助读者迅速、准确定位所查寻的问题答案,提高临床药师的决策效率。

　　参加《临床药师工作手册》系列丛书编写工作的大都是活跃于临床一线的年轻临床药师,他们基于药物治疗实践的积累及循证医学技能,按照编写要求,从众多的国内外指南中总结、提炼出药物治疗的关键知识点,并且运用通俗易懂的语言及简洁明了的图表形式呈现给读者,力图使读者一目了然,充分展示了年轻药师们的专业素养与职业情怀。

在学习和参考本手册时,要用发展的眼光看待书中的内容,因为指南和共识是随研究证据的变化而不断更新的。因此,要把书中的知识和患者的个体情况、最新的研究证据等相结合,并且仔细核对,力求用药精准。

《临床药师工作手册——咳喘治疗》得以顺利成书,离不开众多学界专家的支持与鼓励。在此,由衷感谢中国工程院院士、中国医学科学院北京协和医学院校长王辰教授,中华医学会呼吸病学分会主任委员、上海交通大学医学院附属瑞金医院党委书记瞿介明教授,感谢他们对将近一亿五千万慢性阻塞性肺疾病和哮喘患者的牵挂、对广大药师的鼓励与支持;由衷感谢中国药学会医院药学专业委员会前主任委员、北京协和医院李大魁教授,中国药学会医院药学专业委员会名誉主任委员、北京协和医院朱珠教授,中国药学会药学服务专业委员会主任委员、北京朝阳医院刘丽宏教授,沈阳药科大学毛世瑞教授,以及药物制剂国家工程研究中心栾翰森教授,感谢他们在本书编写过程中给予的慷慨支持与专业指导。

感谢参加《临床药师工作手册——咳喘治疗》撰稿的年轻可爱的临床药师,他们从国内外众多的指南及共识中总结、提炼出药物治疗的关键知识点，并且以简明易懂的形式呈现给读者，这是一件辛苦的事，也是一项不小的工程。在此，由衷感谢这群年轻的临床药师为编写本书所付出的辛劳与努力。

最后，特别感谢原卫生部临床药师培训专家指导委员会委员、复旦大学附属中山医院蔡映云教授，一位忘我的医学大家和教育家，在病榻上克服了常人难以想象的艰难，对《临床药师工作手册——咳喘治疗》进行一字一句、细微透彻的审校。在此，由衷感谢蔡映云教授！

由于编者能力与水平有限，书中难免会有不当或错误之处，恳请各位读者批评指正。

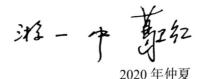

2020 年仲夏

目录

第一章
概　述

　　咳嗽和喘息(简称咳喘)是最常见的呼吸道症状。咳嗽是由胸内外咳嗽感受器受炎症、异物、物理性或化学性刺激引起的反射动作,是深吸气后声门关闭、呼气肌收缩、肺内压升高,然后声门突然打开,肺内空气喷射而出的一组物理动作。咳嗽是机体重要的防御性反射,有利于清除呼吸道分泌物和有害因子,但频繁、剧烈的咳嗽会对患者的工作、生活和社会活动造成严重影响。

　　咳嗽的发生机制:来自耳、鼻、咽、喉、支气管、胸膜等感受区的刺激传入延髓咳嗽中枢,该中枢再将冲动传向喉下神经、膈神经与脊神经,分别引起咽肌、声门、膈与其他呼吸肌运动,引起咳嗽动作,见图 1-1。

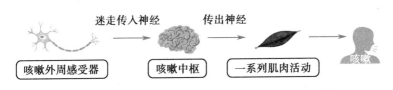

图 1-1　咳嗽的发生机制

　　喘息即气喘,是呼吸困难的一种表现,患者主观上感受到空气不足,客观上表现为呼吸运动用力,常可闻及喘鸣音。喘息的发生与支气管平滑肌痉挛、支气管黏膜炎症所引起的分泌物增加及黏膜水肿所致的气道阻塞相关。喘息发生的病理过程,见图 1-2。

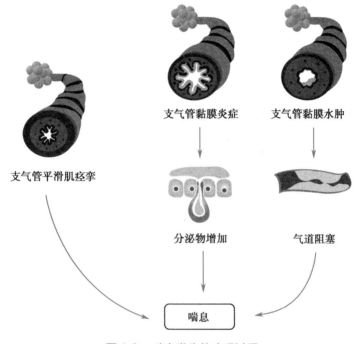

图 1-2 喘息发生的病理过程

咳嗽和喘息的原因很多,包括肺源性、心源性、中毒性、神经精神性等。

咳喘相关的慢性呼吸道疾病的发病率持续增高。特别是在我国,2018 年《柳叶刀》杂志发表的关于"中国成人肺部健康研究"结果显示,我国慢性阻塞性肺疾病(chronic obstructive pulmonary disease,COPD)患者已经超过 1 亿人,约占全世界 COPD 患者人数的 25%,成为仅次于高血压、糖尿病的第三大常见慢性病。2019 年《柳叶刀》杂志刊登了"中国成人肺部健康研究"的另一项结果:我国20岁及以上人群哮喘患病率为4.2%,患者总数达4 570万,远超以往估计,且哮喘患者诊断率、治疗率均极低。中国的《咳嗽基层诊疗指南(实践版·2018)》则显示,慢性咳嗽在社区人群中患病率约10%,占国内呼吸科门诊量三分之一左右,30~40岁年龄段患病人数最多,男女比例接近。以上流行病学研究数据说明,咳喘相关的慢性呼吸道疾病已造成我国居民巨大的疾病负担,正确认识并合理、有效地治疗相关疾病对改善居民生命健康起着至关重要的作用。规范化的临床药物治疗已成为慢性呼吸道疾病治疗中非常重要的一部分,应当引起医生、药师的广泛重视。本分册着重讨论呼吸系统疾病引起的咳喘,其他系统疾病相关咳喘不在本分册讨论范围之内。

咳喘相关慢性呼吸道疾病的病因及发病机制十分复杂,迄今未完全阐明,但相关研究表明主要与气道炎症、免疫反应、氧化应激、细支气管周围和间质纤维化、反复支气管感染、嗜酸性粒细胞浸润等相关。了解慢性呼吸道疾病相关基础知识将有助于进一步掌握咳喘药物治疗原则及药学监护内容,为临床实践打下坚实基础。

第一节　咳喘相关疾病

咳嗽的分类

引起咳嗽的原因非常多见,临床上可根据咳嗽持续时间的长短、咳嗽的性质及影像学是否发生改变进行分类。咳嗽的分类,见表1-1。

上呼吸道感染、支气管炎、支气管哮喘、支气管扩张症等都可引起咳嗽。常见的与咳嗽相关的疾病,见表1-2。

表 1-1 咳嗽的分类

按病程	按性质	按有无胸部影像学异常
急性咳嗽(<3 周)	干咳	无明显异常
亚急性咳嗽(3~8 周)	湿咳 *	有明确病变 #
慢性咳嗽(>8 周)		

注:*湿咳是指每天痰量 >10ml。

有明确病变是指胸部影像学检查显示有明显病变,如肺炎、肺结核、支气管肺癌等疾病。

表 1-2 常见的与咳嗽相关的疾病

咳嗽分类	相关疾病
急性咳嗽	上呼吸道感染、急性气管 - 支气管炎、支气管哮喘、慢性支气管炎和支气管扩张症急性加重
亚急性咳嗽	感染后咳嗽、咳嗽变异性哮喘、嗜酸性粒细胞性支气管炎、上气道咳嗽综合征
慢性咳嗽	咳嗽变异性哮喘、上气道咳嗽综合征、嗜酸性粒细胞性支气管炎、胃食管反流性咳嗽、变应性咳嗽

注:此表不包括胸部影像学检查有明显病变,如肺炎、肺结核、支气管肺癌等疾病。

咳嗽变异性哮喘、上气道咳嗽综合征、嗜酸性粒细胞性支气管炎既可引起亚急性咳嗽,亦可导致慢性咳嗽。另外,药物如血管转换酶抑制剂或心理问题也可诱发咳嗽。

咳嗽相关疾病发病机制及临床表现

咳嗽变异性哮喘、上气道咳嗽综合征、嗜酸性粒细胞性支气管炎、胃食管反流性咳嗽和变应性咳嗽占慢性咳嗽病因的 70%~95%,故将五种疾病的发病机制和临床表现列于表 1-3,以便于理解药物治疗相关问题。

表 1-3 咳嗽相关疾病发病机制和临床表现

相关疾病	发病机制	临床表现
咳嗽变异性哮喘	气道高反应性	慢性咳嗽,常伴明显夜间刺激性咳嗽,无喘息、气促
上气道咳嗽综合征	鼻部疾病反射性刺激或分泌物倒流至鼻后和咽喉部,甚至反流入声门或气管	除咳嗽、咳痰外,有咽喉部滴流感、鼻塞、流涕
嗜酸性粒细胞性支气管炎	嗜酸性粒细胞浸润气道	刺激性干咳,或伴少量黏痰,无喘息
胃食管反流性咳嗽	胃酸和其他胃内容物反流进入食管	进食相关咳嗽,如餐后咳嗽、进食咳嗽,伴/不伴反酸、嗳气、胸骨后烧灼感
变应性咳嗽	嗜酸性粒细胞浸润,淋巴细胞 Th_1/Th_2 的平衡失调	咽痒引起的阵发性刺激性干咳

喘息相关疾病发病机制及临床表现

多种疾病可引起喘息,主要为呼吸系统疾病和心血管系统疾病。

呼吸系统疾病常见于喉、气管、支气管的炎症,肿瘤或异物等所致的狭窄或阻塞及支气管哮喘,慢性阻塞性肺疾病,以及肺炎、肺结核、肺不张、肺瘀血、弥漫性肺间质疾病、肺癌等肺部疾病;胸壁疾病、胸腔积液、膈肌麻痹也可以引起喘息。

心血管系统疾病常见于心力衰竭、心脏压塞、肺栓塞和原发性肺动脉高压;其他全身性疾病,如糖尿病酮症酸中毒、药物中毒、颅脑疾病、血液系统疾病等,都可以引起喘息。

主要的喘息相关疾病有支气管哮喘、慢性阻塞性肺疾病及支气管扩张症。喘息相关疾病发病机制和临床表现,见表 1-4。

表 1-4　喘息相关疾病发病机制和临床表现

常见疾病	发病机制	临床表现
支气管哮喘	外源性刺激可诱导气道产生免疫 - 炎症反应,并进一步导致气道高反应性和气道重构	发作性的喘息、气急、胸闷和咳嗽,通常在清晨和夜间发作,可自行或用药后好转
慢性阻塞性肺疾病	慢性气道炎症、氧化应激、蛋白酶和抗蛋白酶失衡、细支气管周围和间质纤维化	慢性咳嗽、咳痰,伴有进行性加重的胸闷、气短
支气管扩张症	支气管反复感染或支气管阻塞	持续性咳嗽、咳痰或黄脓痰,间断痰中带血,甚至大咯血

第二节　咳喘治疗药物及其作用机制

慢性呼吸道疾病引起咳喘的治疗药物,按作用特点可以分为针对支气管平滑肌痉挛和支气管黏膜炎症的平喘药、针对咳嗽的镇咳药及针对支气管黏膜分泌物的祛痰药三大类。咳喘治疗药物的分类,见表 1-5。

表 1-5　咳喘治疗药物的分类

类别		主要作用机制	代表药物
平喘药	支气管扩张剂	选择性 β_2 受体激动剂	沙丁胺醇、特布他林
		M 胆碱受体阻滞药	噻托溴铵、异丙托溴铵
		茶碱类药物	氨茶碱
	抗炎平喘药	糖皮质激素类药物	布地奈德、丙酸倍氯米松

	类别	主要作用机制	代表药物
平喘药	抗过敏平喘药	肥大细胞膜稳定剂	色甘酸钠
		H_1 受体拮抗剂	酮替芬
		抗白三烯类药物	孟鲁司特
	其他	靶向治疗药物	美泊利单抗、benralizumab
镇咳药	中枢性镇咳药	抑制延髓咳嗽中枢	可待因、右美沙芬
	外周性镇咳药	抑制咳嗽反射弧	那可丁
祛痰药	痰液稀释剂	稀释痰液	氯化铵
	黏痰溶解剂	溶解黏痰	N-乙酰半胱氨酸
	黏痰调节剂	降低痰液黏度促进痰液排出	羧甲司坦

支气管扩张剂

选择性 β_2 受体激动剂

选择性 β_2 受体激动剂主要通过激动支气管平滑肌 β_2 受体，激活腺苷酸环化酶（adenylate cyclase，AC），增加胞内环腺苷酸（cyclic adenosine monophosphate，cAMP）浓度，达到松弛平滑肌的作用。因该类药物对 β_2 受体具有选择性，且采用吸入方式，所以心血管系统不良事件的发生率非常低。

代表药物为沙丁胺醇、特布他林、福莫特罗等。

β_2 受体激动剂的作用机制，见图1-3。

M 胆碱受体阻滞药

呼吸道 M 胆碱受体分为 M_1、M_2 和 M_3 三个亚型。M_1 受体阻滞药可抑制副交感神经节的神经传递，从而引起气道平滑肌松弛，但作用较弱；M_2 受体激动时，可抑制胆碱能节后纤维释放

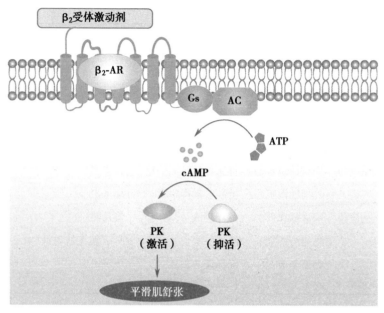

注:β₂受体(β₂-agonist receptor,β₂-AR)是G蛋白偶联受体家族成员之一。静息状态下,其Gs亚基处于抑活状态。当β₂受体激动剂与β₂受体结合后,Gs亚基被激活,与下游AC结合,并使之活化,进而将三磷酸腺苷(adenosine triphosphate,ATP)转化为cAMP,引起下游蛋白激酶(protein kinase,PK)磷酸化激活,最终达到舒张平滑肌的作用。

图1-3　β₂受体激动剂的作用机制

乙酰胆碱,起到缓解支气管痉挛的作用;M₃受体存在于大、小气道平滑肌,以及气道黏膜下腺体与血管内皮细胞中,该受体激动时,可使气道平滑肌收缩,气道口径缩小,促进黏液分泌与血管扩张等。因此,选择性阻滞M₁、M₃受体可产生支气管扩张作用。

在使用M胆碱受体阻滞药时,需注意是否有口干、胃肠蠕动紊乱等消化道症状。若不慎使药物误入眼内,可能导致轻度、可逆的眼部并发症,并且在一些易感个体中导致青光眼急性发作。若是已被诊断的闭角型青光眼患者,药物误入眼内导致青光眼急性发作的可能性增加。与眼结膜充血和角膜水肿相关的眼痛或眼部不适、视力模糊、虹视或有色成像等可能是急性青光眼发作的征象。

代表药物为噻托溴铵、异丙托溴铵等。

茶碱类药物

磷酸二酯酶在细胞内可促进 cAMP 降解成腺苷一磷酸(adenosine monophosphate,AMP)。茶碱类药物可通过抑制磷酸二酯酶,减少胞内 cAMP 降解,增加胞内蛋白激酶 A 浓度,进而促进钙离子外流,使细胞内钙离子浓度下降,降低肌球蛋白磷酸化程度,使平滑肌兴奋收缩偶联过程受阻,达到舒张支气管平滑肌的作用。此外,有研究表明,茶碱类药物可促进内源性肾上腺素和去甲肾上腺素的释放,间接导致支气管扩张。

代表药物为氨茶碱。

茶碱类药物的作用机制,见图 1-4。

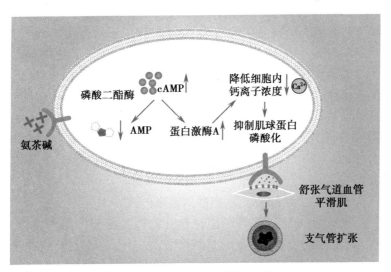

图 1-4 茶碱类药物的作用机制

茶碱类药物安全范围较小,口服给药可出现恶心、呕吐等消化道症状,建议饭后给药。注射给药时应注意心脏毒性,防止恶性心律失常事件的发生。

选择性 β_2 受体激动剂、M 胆碱受体阻滞药、茶碱类药物分别通过不同作用机制达到舒张平滑肌、缓解支气管痉挛的作用,是目前临床常用的支气管扩张剂。

抗炎平喘药

糖皮质激素类药物

糖皮质激素类药物发挥平喘作用的机制有两个方面。一方面,细胞质糖皮质激素受体在静息状态下与热休克蛋白 90(hot shock protein 90,Hsp90)结合,呈抑活状态。当糖皮质激素类药物进入靶细胞内与受体结合成复合物后,使 Hsp90 解离,激活受体。被激活的受体随后转入细胞核内与 DNA 上相应的反应元件(response element,RE)结合,调控炎症相关基因的转录并影响蛋白质的合成,通过抑制炎症反应发挥平喘作用。另一方面,糖皮质激素类药物可直接与炎症相关转录因子结合或与炎症因子启动子部分结合,干扰转录过程,发挥抗炎作用。以上两种作用方式为糖皮质激素类药物的经典药理学机制,即图 1-5 中 A、B 途径;除此之外,前述从受体解离的 Hsp90 还可在细胞质中发挥其他快速起效的抗炎作用,即图 1-5 中 D 途径;最后,糖皮质激素类药物还可与细胞膜表面的受体进行特异性或非特异性结合,即图 1-5 中 C、E 途径,影响胞内第二信使的信号传递,发挥非经典(快速)药理作用。

代表药物为布地奈德、丙酸倍氯米松等。

吸入糖皮质激素类药物在充分发挥其抗炎作用的同时,又可减少全身性不良反应,相对比较安全。但该类药物并没有直接舒张平滑肌的作用,因此,通常需与支气管扩张剂联合使用。

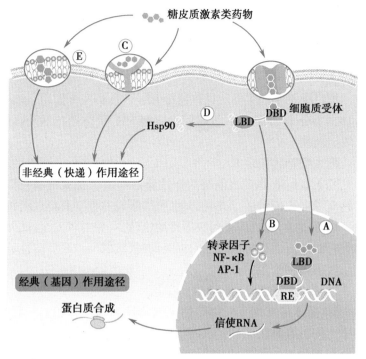

注:糖皮质激素类药物的抗炎作用分为经典作用和非经典作用两个途径。经典作用途径主要由细胞质受体介导,包括与 DNA 直接结合(A)或使转录因子失活(B),导致转录发生改变。相反,非经典作用途径主要包括与细胞膜受体结合(C)或与细胞质受体结合(D),以及与细胞膜非特异性相互作用(E),产生快速反应。

NF-κB:nuclear factor-κB,核因子 -κB。

AP-1:activatted protein-1,活化蛋白 -1。

DNA:脱氧核糖核酸。

LBD:ligand binding domain,配体结合区域。

DBD:DNA binding domain,DNA 结合区域。

图 1-5 糖皮质激素类药物的作用机制

由于吸入制剂的长期使用会抑制咽喉部免疫反应,导致咽喉部位发生白念珠菌感染。因此,每次吸入糖皮质激素类药物后,应深度漱口。

抗过敏平喘药

抗过敏平喘药主要通过抗过敏和轻度抗炎发挥作用。该类药物主要分为三类:肥大细胞膜稳定剂、H_1 受体拮抗剂及抗白三烯类药物。

肥大细胞膜稳定剂

肥大细胞膜稳定剂能够选择性稳定肺组织肥大细胞膜,减少钙离子向胞内转运,抑制肥大细胞脱颗粒并抑制其释放组胺、白三烯等过敏介质。该类药物不良反应较少,相对较安全。此外,该类药物还可通过抑制过强的神经反射,减低气道高反应性。

代表药物为色甘酸钠。

H_1 受体拮抗剂

H_1 受体拮抗剂不仅能抑制抗原诱发的人体肺和支气管组织肥大细胞释放组胺和慢反应物质,还能抑制抗原、血清或钙离子介导剂诱发的人嗜碱性粒细胞或中性粒细胞释放组胺和慢反应物质。使用该类药物后易出现嗜睡、口干等症状,需提醒患者用药期间不宜高空作业或驾驶车辆。

代表药物为酮替芬。

抗白三烯类药物

半胱氨酰白三烯(cysteinyl leukotrienes,CysLTs)是哮喘发病过程中重要的炎症介质,可引起支气管黏液分泌,降低支气管纤毛功能,引起嗜酸性粒细胞的组织浸润等。抗白三烯类药物可通过拮抗 CysLTs 起到轻度抗炎作用。该类药物耐受性较好,不良反应轻微,但因其治疗急性哮喘发作的疗效尚不确定,因此不应用于急性哮喘。

代表药物为孟鲁司特。

镇咳药

镇咳药主要分为两类:中枢性镇咳药和外周性镇咳药。

中枢性镇咳药

中枢性镇咳药通过直接抑制延髓咳嗽中枢发挥镇咳作用。按是否存在成瘾性又分为成瘾性镇咳药和非成瘾性镇咳药。

成瘾性镇咳药具有较强的呼吸抑制作用和成瘾性,此外还会出现恶心、呕吐、便秘等症状。代表药物为可待因。

非成瘾性镇咳药在治疗剂量下对呼吸中枢的抑制不明显,但有头晕、便秘等症状。代表药物为右美沙芬。

外周性镇咳药

外周性镇咳药通过抑制咳嗽反射弧中的感受器、传入神经、传出神经或效应器发挥镇咳作用。服用该类药物后有一过性的口咽发麻症状,应注意。

代表药物为那可丁。

祛痰药

目前临床常用的祛痰药主要分为三类:痰液稀释剂、黏痰溶解剂和黏痰调节剂。

痰液稀释剂

该类药物口服后刺激胃黏膜,引起恶心,反射性增加支气管腺体分泌,使痰液稀释,易于咳出;同时,药物分泌至呼吸道,提高管腔渗透压,保留水分,稀释痰液。

代表药物为氯化铵。

黏痰溶解剂

该类药物可使黏痰中黏蛋白肽链的二硫键断裂,形成小分子多肽,从而降低黏度。此外,该类药物还可裂解脓性痰中的脱氧核糖核酸。

代表药物为 N-乙酰半胱氨酸。

黏痰调节剂

该类药物可通过刺激肺泡和气管、支气管黏膜腺体分泌小分子黏蛋白,抑制酸性黏多糖的合成及裂解痰中酸性黏多糖纤维,最终使低黏度的唾液黏蛋白分泌增加,高黏度的岩藻黏蛋白产生减少。此外,该类药物还能增加呼吸道纤毛运动,促进痰液排出。该类药物较为安全,主要不良反应为消化道不适。

代表药物为羧甲司坦。

参考文献

［1］万学红, 卢雪峰. 诊断学. 9 版. 北京：人民卫生出版社, 2019.

［2］陈灏珠. 内科学. 9 版. 北京：人民卫生出版社, 2018.

［3］中华医学会呼吸病学分会哮喘学组. 支气管哮喘患者自我管理中国专家共识. 中华结核和呼吸杂志, 2018, 41 (3): 171-178.

［4］Global Initiative for Asthma. Global strategy for asthma management and prevention, 2018. [2019-04-12]. https://ginasthma. org/2019-gina-report-global-strategy-for-asthma-management-and-prevention/.

［5］中华医学会呼吸病学分会慢性阻塞性肺疾病学组. 慢性阻塞性肺疾病诊治指南. 2013 年修订版. 中国医学前沿杂志 (电子版), 2014, 6 (2): 67-80.

［6］成人支气管扩张症诊治专家共识编写组. 成人支气管扩张症诊治专家共识. 中华结核和呼吸杂志, 2012, 35 (7): 485-492.

［7］POLVERINO E, GOEMINNE P C, MCDONNELL M J, et al. European Respiratory Society guidelines for the management of adult bronchiectasis. Eur Respir J, 2017, 50 (3): 1700629.

［8］MORICE A H, MILLQVIST E, BIEKSIENE K, et al. ERS guidelines on the diagnosis and treatment of chronic cough in adults and children. Eur Respir J, 2020, 55 (1): 1901136.

［9］WANG C, XU J, YANG L, et al. Prevalence and risk factors of chronic obstructive pulmonary disease in China [the China Pulmonary Health (CPH) study]: a national cross-sectional study. Lancet, 2018, 391 (10131): 1706-1717.

第二章
咳喘治疗常用药物
及其药学监护

以慢性阻塞性肺疾病（chronic obstructive pulmonary diseases，COPD）和哮喘为代表的慢性气道疾病是我国最常见、疾病负担最重的慢性疾病之一。慢性气道疾病可引起咳嗽、喘息等临床症状，针对这些临床症状的治疗药物有平喘药、镇咳药、祛痰药。本章将对这三类药物进行详细介绍。

第一节　平喘药及其药学监护

喘息是慢性气道疾病的共同临床症状之一，与支气管平滑肌痉挛和支气管黏膜炎症所引起的分泌物增加和黏膜水肿所致的气道阻塞有关。根据作用机制不同，常用的治疗喘息的药物，即平喘药分为支气管扩张剂、抗炎平喘药、抗过敏平喘药及靶向治疗药物等。常用平喘药及其分类，见表 2-1。

表 2-1　常用平喘药及其分类

类别			药物名称
支气管扩张剂	β₂ 受体激动剂	短效	沙丁胺醇、特布他林、氯丙那林
		长效	福莫特罗、克仑特罗、丙卡特罗、沙美特罗、班布特罗、茚达特罗、维兰特罗、奥达特罗

续表

类别			药物名称
支气管扩张剂	M 胆碱受体阻滞药	短效	异丙托溴铵
		长效	噻托溴铵、格隆溴铵、乌美溴铵
	茶碱类药物		茶碱、氨茶碱、二羟丙茶碱、多索茶碱
抗炎平喘药（糖皮质激素）	吸入性		布地奈德、丙酸倍氯米松、氟替卡松、环索奈德
	全身性		泼尼松、泼尼松龙、甲泼尼龙
抗过敏平喘药	肥大细胞膜稳定剂		色甘酸钠、奈多罗米钠
	H_1 受体拮抗剂		酮替芬
	抗白三烯类药物		扎鲁司特、孟鲁司特
吸入联合制剂	两联		SAMA+SABA、ICS+LABA、LAMA+ LABA
	三联		ICS+LAMA+ LABA
靶向治疗药物			抗 IgE、抗 IL-5/IL-5R、抗 IL-4/13、抗 TSLP

注：SABA，短效 β_2 受体激动剂；SAMA，短效 M 胆碱受体阻滞药；LABA，长效 β_2 受体激动剂；LAMA，长效 M 胆碱受体阻滞药；ICS，吸入性糖皮质激素；IgE，免疫球蛋白 E；IL-5，白细胞介素 -5；IL-5R，白细胞介素 -5 受体；IL-4，白细胞介素 -4；IL-13，白细胞介素 -13；TSLP，胸腺基质淋巴细胞生成素。

支气管扩张剂

支气管扩张剂通过抑制支气管收缩而发挥平喘作用。除松弛平滑肌和降低气道反应性外，支气管扩张剂还能缓解咳嗽、喘鸣和呼吸短促。临床常用的支气管扩张剂有 β_2 受体激动剂、M 胆碱受体阻滞药和茶碱类药物三大类。

β₂ 受体激动剂

β₂ 受体激动剂按作用特点分为两类：一类是非选择性 β₂ 受体激动剂，如肾上腺素、异丙肾上腺素、麻黄碱等，由于该类药物药理作用靶点众多，目前已很少作为平喘药用于临床；另一类是选择性 β₂ 受体激动剂，因其发挥作用迅速、平喘效果明确、特异性好，已成为慢性气道疾病平喘治疗的一线用药。目前，临床常用的选择性 β₂ 受体激动剂有短效 β₂ 受体激动剂（short acting β₂ receptor agonist，SABA），如沙丁胺醇、特布他林等，以及长效 β₂ 受体激动剂（long acting β₂ receptor agonist，LABA），如沙美特罗、福莫特罗等。

【药理作用】

β₂ 受体激动剂能兴奋 β₂ 受体，引起气道平滑肌松弛、抑制肥大细胞与中性粒细胞释放炎症介质和过敏介质、增强气道纤毛运动、促进气道分泌、降低血管通透性、减轻气道黏膜水肿等，这些效应均有利于缓解支气管痉挛和气道狭窄。

【药物特点】

1. SABA　该类药物能够迅速缓解支气管痉挛，通常数分钟之内起效，疗效可维持数小时，是缓解哮喘急性发作的首选药物，也可用于预防运动性哮喘。

2. LABA　该类药物作用维持时间长，舒张支气管平滑肌的作用可维持 12 小时以上。其临床应用仍以吸入制剂为主，如吸入气雾剂、吸入粉雾剂等。

【药学监护】

1. SABA　该类药物应按需使用，不宜长期、单一、过量给药，否则不良反应风险增加，且容易出现药物耐受，导致疗效下降。

常用短效 β₂ 受体激动剂的比较，见表 2-2。

2. LABA　该类药物的支气管扩张效应在一定范围内有明显剂量依赖性，如代表药物福莫特罗可每天多次给药，因起效迅速,既可作为哮喘控制药,又可作为哮喘缓解药;另一代表药物沙美特罗最大有效剂量为 50μg,每天 2 次,继续增加剂量不能提高疗效,而可能增加不良反应,其作用时间较福莫特罗长。

常用长效 β_2 受体激动剂的比较,见表 2-3。

表 2-2 常用短效 β_2 受体激动剂的比较

项目	沙丁胺醇	特布他林	氯丙那林
剂型	吸入气雾剂、吸入粉雾剂 [a]、片剂、混悬剂、注射剂、糖浆剂	吸入气雾剂、吸入粉雾剂、片剂、胶囊剂	吸入气雾剂、片剂
药动学	■ 雾化溶液:5 分钟内起效,达峰时间 30 分钟,持续 3~6 小时 ■ 吸入气雾剂、吸入粉雾剂:5~10 分钟内起效,达峰时间 30 分钟左右,持续 4~6 小时 ■ 口服:30 分钟内起效。达峰时间:普通制剂 2 小时,缓释制剂 6 小时;持续作用时间:普通制剂 6~8 小时,缓释制剂长达 12 小时	■ 吸入:5 分钟起效,持续 3~6 小时 ■ 口服:30~45 分钟起效,持续 4~8 小时 ■ 皮下注射:6~15 分钟起效,30 分钟达峰,持续 1.5~4 小时	■ 吸入:5 分钟左右即可起效 ■ 口服:15~30 分钟起效,约 1 小时达最大效应,作用可维持 4~6 小时
不良反应	■ 最常见肌肉震颤,尤其老年患者,与激动骨骼肌 β_2 受体有关 ■ 心动过速和心悸,与周围血管舒张、对心脏 β_1 和 β_2 受体的直接激动有关 ■ 低钾血症,与激动 β_2 受体导致血钾进入骨骼肌有关 ■ 大剂量全身吸收可导致代谢异常,包括游离脂肪酸、胰岛素、葡萄糖、丙酮酸和乳酸升高 ■ 支气管痉挛、咽炎及喘息加重等症状 ■ 精神紧张		

续表

项目	沙丁胺醇	特布他林	氯丙那林
注意事项	■ 长期用药易产生耐受性,应间歇使用,不建议长期、单药使用 ■ 对于吸入剂,重点是掌握正确的吸入方法,尤其是要注意气雾剂吸入与按压动作的同步性		
特殊人群	■ 肾脏损害[b]者减少用量 ■ 老年患者初始剂量应低于成人常规剂量,如未达到充分的支气管扩张,再逐渐增加剂量 ■ 妊娠期分级 C ■ 哺乳期分级 L1	■ 妊娠期分级 B,未见致畸作用,但因可松弛子宫平滑肌,抑制孕妇的子宫活动能力及分娩,故慎用 ■ 哺乳期分级 L2,可随乳汁分泌,但治疗剂量时不会对婴儿产生不良影响	■ 肾脏损害者慎用 ■ 妊娠期不宜应用

注:妊娠期及哺乳期药物安全性等级说明见附录。

[a] 原干粉吸入剂。

[b] 肾脏损害指由于肾脏小动脉痉挛、硬化、退化、退变导致肾脏缺血、缺氧、肾实质纤维化,出现蛋白尿,因而肾功能出现进行性减退,导致尿毒症等病的发生。

表 2-3　常用长效 β_2 受体激动剂的比较

项目	福莫特罗	沙美特罗	维兰特罗	茚达特罗
剂型	吸入气雾剂、吸入粉雾剂、片剂、糖浆剂	吸入气雾剂、吸入粉雾剂	吸入粉雾剂	吸入粉雾剂
药动学	■ 吸入:干粉1~3分钟起效,15分钟内达峰值80%	■ 吸入:10~20分钟起效,持续12小时,作用时间较福莫特罗长	■ 吸入:5~15分钟达峰,绝对生物利用度为27%,多次吸入后,6天	■ 吸入:5分钟起效,15分钟达峰,持续24小时

续表

项目	福莫特罗	沙美特罗	维兰特罗	茚达特罗
药动学	■ 雾化液:2小时达峰,作用持续 8~12 小时 ■ 口服:30分钟起效,0.5~1小时达峰,作用持续 8~12小时		内达到稳态,蓄积最高为2.4倍	
不良反应	■ 肌肉震颤最常见,尤其老年患者 ■ 心动过速和心悸 ■ 低钾血症 ■ 大剂量全身吸收可导致代谢异常,包括游离脂肪酸、胰岛素、葡萄糖、丙酮酸和乳酸升高 ■ 支气管痉挛、咽炎及喘息加重 ■ 精神紧张			
注意事项	■ 长期使用导致 β_2 受体下调而产生耐药性 ■ 让患者掌握正确的吸入剂使用方法,外观为胶囊形的吸入剂,注意不得口服,应使用药粉吸入器吸入 ■ 注意避免不同剂型 β_2 受体激动剂联合使用,在持续高剂量吸入治疗时,需监测心电图和血清钾离子浓度			
	■ 速效、长效,起效迅速,可缓解急性发作症状 ■ 支气管扩张效应呈剂量依赖性,且不良反应不累加,注意每天最大剂量不超过 36μg	■ 慢效、长效,起效缓慢,不作为急性发作用药 ■ 最大有效剂量50μg,b.i.d.,增加剂量不能提高疗效 ■ 吸入粉雾剂中含乳糖,对乳糖及牛奶过敏者禁用	■ 不用于急性哮喘症状或 COPD 急性加重的治疗	■ 仅需每天给药 1 次,有助于提高患者用药依从性 ■ 不适用于哮喘治疗

续表

项目	福莫特罗	沙美特罗	维兰特罗	茚达特罗
特殊人群	■ 严重肝硬化者可增加药物暴露量 ■ 老年患者口服制剂应减量,吸入剂无须调整剂量 ■ 妊娠期分级C,慎用 ■ 哺乳期分级L3	■ 肾功能不全、老年患者无须调整剂量 ■ 妊娠期分级C,仅在获益大于风险时才用 ■ 哺乳期分级L2	■ 老年患者、肾功能不全[a]者,无须调整剂量 ■ 肝功能不全[b]者慎用 ■ 妊娠期慎用	■ 肾功能不全,轻、中度肝功能不全及老年患者无须调整剂量 ■ 妊娠期分级C,可松弛子宫平滑肌,可能具有抑制分娩作用 ■ 哺乳期慎用

注:妊娠期及哺乳期药物安全性等级说明见附录。

[a] 肾功能不全是由多种原因引起的,肾小球严重破坏,使身体在排泄代谢废物和调节水电解质、酸碱平衡等方面出现紊乱的临床综合征。分为急性肾功能不全和慢性肾功能不全。预后严重,是威胁生命的主要病症之一。

[b] 肝功能不全指某些病因造成肝细胞严重损伤,引起肝脏形态结构破坏,并使其分泌、合成、代谢、解毒、免疫等功能严重障碍,出现黄疸、出血倾向、严重感染、肝肾综合征、肝性脑病等临床表现的病理过程或者临床综合征。

M 胆碱受体阻滞药

各种刺激引起内源性乙酰胆碱释放可诱发哮喘发作,M 胆碱受体阻滞药可阻滞乙酰胆碱的作用,缓解哮喘发作。目前,临床应用的 M 胆碱受体阻滞药有短效和长效两种。

短效 M 胆碱受体阻滞药(short acting M cholinergic receptor antagonist,SAMA)的代表药物为异丙托溴铵。

长效 M 胆碱受体阻滞药(long acting M cholinergic receptor antagonist,LAMA)的代表药物为噻托溴铵、格隆溴铵、乌美溴铵。

【药理作用】

呼吸道 M 胆碱受体分为 M_1、M_2 和 M_3 三个亚型。M_1 受体阻滞药可抑制副交感神经节的信号传递,从而引起气道平滑肌松弛,但作用较弱;M_2 受体激动时,可抑制胆碱能神经节后纤维释放乙酰胆碱,起到缓解支气管痉挛的作用;M_3 受体存在于大、小气道平滑肌,以及气道黏膜下腺体与血管内皮细胞中,该受体激动时,可使气道平滑肌收缩,气道口径缩小,促进黏液分泌与血管扩张等。因此,选择性阻滞 M_1、M_3 受体可产生支气管扩张作用。

【药物特点】

短效 M 胆碱受体阻滞药(SAMA)对 M 受体无选择性,起效迅速,作用维持时间短,为 2~5 小时。

长效 M 胆碱受体阻滞药(LAMA)对 M_3 受体具有选择性,作用时间长,每天仅需给药 1 次。

【药学监护】

使用 M 胆碱受体阻滞药时需注意是否有口干、胃肠蠕动紊乱等症状。

若药物误入眼内,可能导致轻度、可逆的眼部并发症,并且在一些易感个体中导致青光眼急性发作。对于已经诊断的闭角型青光眼患者,可导致青光眼急性发作的可能性增加。与眼结膜充血和角膜水肿相关的眼痛或眼部不适、视力模糊、虹视或有色成像等可能是急性青光眼发作的征象。

1. SAMA 该类药物慎用于闭角型青光眼患者,应注意确保药物不能接触到眼睛。

对于排尿困难的患者,应权衡采用异丙托溴铵治疗的利弊。联合使用黄嘌呤类制剂(如茶碱)可加强该类药物的作用。如果同时使用其他抗胆碱能类药物,则治疗效果和不良反应均会显著增加。

2. LAMA 该类药物给药后可发生速发型超敏反应,包括荨麻疹、血管神经性水肿(包括唇、舌或咽喉肿胀)、皮疹、支气管痉挛、过敏反应或瘙痒。一旦发生上述反应,应该立即停止使用,并考虑替代性治疗。曾经对牛奶蛋白产生严重超敏反应、伴有尿潴留的患者应慎用。由于该类药物主要经由肾脏排泄,伴有中度至重度肾功能受损(肌酐清除率 ≤ 50ml/min)的患者在接受该类药物治疗时,应密切监测不良反应。

常用 M 胆碱受体阻滞药的比较,表 2-4。

表 2-4　常用 M 胆碱受体阻滞药的比较

项目	SAMA	LAMA		
	异丙托溴铵	噻托溴铵	格隆溴铵	乌美溴铵
剂型	吸入溶液剂、吸入气雾剂	吸入粉雾剂、吸入喷雾剂	吸入粉雾剂、片剂、口服液	吸入粉雾剂
药动学	■ 吸入:5~15分钟起效,30分钟~2小时达峰 ■ 维持时间:定量吸入 2~4小时,雾化溶液吸入4~5小时,某些患者长达7~8小时	■ 吸入:干粉吸入 7 分钟达峰,喷雾吸入5~7分钟达峰 ■ 维持时间:干粉吸入 25 小时,喷雾吸入44小时,COPD患者25小时	■ 吸入:5~6分钟达峰	■ 吸入:5~15分钟达峰
不良反应	■ 常见口干、视力模糊和尿潴留 ■ 异丙托溴铵吸入时具有令人不快的苦味,这可能导致患者对该药物的依从性降低 ■ 雾化时异丙托溴铵可能进入眼睛,加重患者青光眼症状 ■ 有引起支气管狭窄、喘息加重的风险 ■ 头痛、头晕			

续表

项目	SAMA	LAMA		
	异丙托溴铵	噻托溴铵	格隆溴铵	乌美溴铵
注意事项	■ SAMA 起效时间较SABA慢,但持续时间更长 ■ 禁用于幽门梗阻者。青光眼、前列腺增生者慎用 ■ 避免药液进入眼睛。推荐口吸式,面罩式可能会导致急性青光眼	■ 每天给药1次 ■ 不宜用于小于18岁的患者,避免与其他抗胆碱药物合用 ■ 注意粉雾剂胶囊应在用药时从密封囊泡中取出,尽快使用,否则药效降低	吸入剂每天1次,不推荐增加给药剂量或频率 ■ 吸入粉雾剂含乳糖,对牛奶蛋白严重过敏者慎用 ■ 建议餐前1小时或餐后2小时口服	每天给药1次,24小时内不得超过1次
特殊人群	■ 老年患者无须调整剂量 ■ 妊娠期分级 B ■ 哺乳期分级 L2,尚不清楚是否通过乳汁分泌	■ 肌酐清除率≤50ml/min 者,用药须密切监测抗胆碱能不良反应 ■ 妊娠期分级 C,不宜用于哺乳期	■ 肝功能不全和轻至中度肾功能不全者无须调整剂量	肝、肾功能不全者无须调整剂量

注:妊娠期及哺乳期药物安全性等级说明见附录。

茶碱类药物

该类药物有直接松弛支气管平滑肌的作用,还能增加膈肌收缩力,减轻肌疲劳。目前,临床常用的茶碱类药物有茶碱、氨茶碱、二羟丙茶碱、多索茶碱。

【药理作用】

该类药物可通过抑制磷酸二酯酶,减少胞内 cAMP 降解,增加胞内蛋白激酶 A 浓度,进而促进钙离子外流,使细胞内钙离子浓度下降,降低肌球蛋白磷酸化程度,使平滑肌兴奋收缩偶联过程受阻,达到舒张支气管平滑肌的作用。

此外,该类药物在治疗浓度时阻断腺苷受体,减轻内源性腺苷所致的气道收缩作用;在低浓度时可抑制肥大细胞、嗜酸性粒细胞、巨噬细胞、T 淋巴细胞等的功能,减少炎症介质释放,降低微血管通透性而减轻气道炎症反应。

【药物特点】

该类药物治疗窗窄,有效剂量与中毒剂量接近,口服给药可出现恶心、呕吐等消化道症状,建议饭后给药。注射给药时应注意心脏毒性,防止恶性心律失常的发生。

【药学监护】

临床须强调个体化给药,保证疗效的同时尽量减少不良反应。

以下患者应定期监测血清茶碱浓度:肝、肾功能不全者;年龄超过 55 岁特别是男性和伴发慢性肺部疾病的患者;任何原因引起的心力衰竭的患者;持续发热的患者。

茶碱浓度大于 5μg/ml 即有治疗作用,大于 15μg/ml 时不良反应明显增加。该类药物不适用于哮喘持续状态或急性支气管痉挛发作的患者。

常用茶碱类药物的比较,见表 2-5;茶碱类药物常见的相互作用,见表 2-6。

表2-5 常用茶碱类药物的比较

项目	茶碱	氨茶碱	二羟丙茶碱	多索茶碱
剂型	片剂,胶囊剂,注射剂	片剂,注射剂,栓剂	片剂,注射剂,栓剂	片剂,胶囊剂,注射剂
药动学	■口服易吸收,普通制剂1~3小时达峰,缓释制剂4~7小时达峰	■口服吸收迅速,在体内释出游离茶碱发挥作用,约2小时达峰	■口服吸收快速,45分钟达峰	■口服吸收迅速,1小时达峰,广泛分布于各脏器,其中以肺部含量为最高
不良反应	■恶心,胃部不适,呕吐,食欲减退,也可见头痛,烦躁,易激动 ■血药浓度为15~20μg/ml,多见恶心,呕吐等;血药浓度超过40μg/ml,可致发热,脱水,惊厥等症状,严重的甚至呼吸,心脏停搏致死	■易激动,失眠等	■口服可致恶心,呕吐,肌内注射疼痛	■当血药浓度超过20μg/ml,可出现心动过速,心脏停搏致死
注意事项	■氨茶碱呈较强碱性,局部刺激作用强,口服可致恶心,呕吐,告知患者餐后服药 ■二羟丙茶碱pH近中性,对胃肠刺激较小,口服易耐受,肌内注射疼痛较轻 ■茶碱类药物有效,安全血药浓度范围为6~15μg/ml,通常在接近中毒剂量时才产生最大益处,因此建议进行茶碱血药浓度监测并个体化给药 ■不适用于哮喘持续状态或急性气管痉挛发作的患者。禁用于活动性消化性溃疡患者,未控制的惊厥性疾病患者,急性心肌梗死伴血压下降者,以及未治愈的潜在癫痫患者 ■注意茶碱类药物与克林霉素,林可霉素及某些大环内酯类药物合用时,可增加茶碱类药物的血药浓度,如条件允许,建议监测血药浓度 ■注意给药剂量不要超过单次/每天极量,静脉注射速度不宜太快			

续表

项目	茶碱	氨茶碱	二羟丙茶碱	多索茶碱
特殊人群	■ 肝、肾功能不全者及55岁以上尤其是男性和伴发慢性肺部疾病的患者应酌情调整剂量或延长用药间隔时间 ■ 妊娠期分级C,慎用 ■ 哺乳期分级L3,能分泌入乳汁,可引起中毒症状,应慎用	■ 肝、肾功能不全者需调整剂量或延长用药间隔;55岁以上患者慎用 ■ 妊娠期分级C,可通过胎盘屏障,孕妇、产妇慎用 ■ 哺乳期分级L3,能分泌入乳汁,随乳汁排出,慎用	■ 肝、肾功能不全者慎用,55岁以上患者慎用 ■ 妊娠期分级C,可通过胎盘屏障,孕妇、产妇慎用 ■ 该药能分泌入乳汁,随乳汁排出,应慎用	■ 老年患者清除率可能会不同,应进行血药浓度监测 ■ 妊娠期慎用 ■ 哺乳期禁用

注:妊娠期及哺乳期药物安全性等级说明见附录。

表 2-6　茶碱类药物常见的相互作用

易与茶碱类药物发生相互作用的药物	相互作用
麻黄碱及其他拟交感胺类支气管扩张药	疗效增加、毒性增强
别嘌醇(大剂量)、西咪替丁、普萘洛尔、口服避孕药	茶碱类药物清除率降低,血清浓度增高
利福平、苯妥英钠、巴比妥类、卡马西平及其他肝药酶诱导剂	加快茶碱类药物的代谢与清除,使茶碱类药物血清浓度降低
非选择性 β 受体拮抗剂	相互拮抗,茶碱类药物疗效降低
克林霉素、林可霉素、红霉素、罗红霉素、克拉霉素、喹诺酮类抗菌药物	可降低茶碱类药物在肝脏的代谢和清除,血药浓度升高,甚至出现毒性反应
锂盐	加速肾脏对锂盐的排出,锂盐疗效降低

抗炎平喘药

糖皮质激素是目前最有效的抗变态反应炎症药物,已被多个慢性气道疾病治疗指南列为一线平喘药。值得注意的是,糖皮质激素不能直接松弛支气管平滑肌,主要通过控制气道炎症,降低支气管的反应性,从而减少气管痉挛发作的频率和程度。

糖皮质激素按给药途径分为全身性糖皮质激素与吸入性糖皮质激素两种。根据患者病情严重程度,可选择性地给予糖皮质激素全身用药或局部吸入。全身用药多用于严重喘息或喘息持续状态经其他平喘药治疗效果不佳时,常给予口服或注射糖皮质激素缓解症状,待病情好转后逐渐减量至停用,也可以改用吸入性糖皮质激素。

吸入性糖皮质激素

吸入性糖皮质激素（inhaled corticosteroid，ICS）多用于维持期的联合用药，常用的药物为丙酸倍氯米松／代谢物 17- 单丙酸倍氯米松、氟替卡松、布地奈德、环索奈德。剂型以吸入气雾剂、吸入粉雾剂多见。

【药理作用】

糖皮质激素的作用机制已经在第一章做了详细阐述，其治疗哮喘的药理作用可总结为四点：

- 抑制多种参与哮喘发病的炎症细胞和免疫细胞功能，如抑制循环中嗜酸性粒细胞、T 淋巴细胞、巨噬细胞、中性粒细胞功能。
- 抑制细胞因子和炎症介质的产生，如哮喘中细胞因子包括肿瘤坏死因子 -α（TNF-α）、白细胞介素 -1（IL-1）、IL-5、IL-6、IL-8、IL-13 等产生。
- 抑制气道高反应性，抑制炎症和免疫反应而降低哮喘患者吸入抗原、胆碱受体激动剂、冷空气，以及运动后的支气管收缩反应。
- 提高支气管及血管平滑肌对儿茶酚胺的敏感性，有利于缓解支气管痉挛和黏膜肿胀。

【药物特点】

ICS 的主要靶目标是炎症细胞和免疫活性细胞，而不是气道平滑肌细胞等结构细胞。因此，ICS 主要对哮喘的气道炎症细胞进行调节。

ICS 虽然没有直接扩张气道平滑肌的作用，但是可以通过降低气道高反应性、拮抗炎症介质引起的支气管痉挛反应，发挥解除哮喘急性发作时支气管平滑肌痉挛的作用。

ICS 与糖皮质激素受体的亲和力及结合的特异性较高，吸入时只要低浓度即能占领气道与肺的表面受体而发挥作用，局部抗炎作用大大增强。

相比长期大量使用全身性糖皮质激素所致的下丘脑-垂体-肾上腺轴抑制、骨质疏松、白内障和皮肤变薄等严重不良反应，局部吸入给药疗效明确，不良反应轻微。

【药学监护】

ICS 经吸入装置给药后，大部分停留于口咽部，仅有小部分沉积于肺内。注意教育患者掌握正确的吸入方法，吸入后深漱口减轻白念珠菌感染风险。值得注意的是，糖皮质激素并不能马上发挥药效，因此不宜作为急性发病时的急救用药。

世界卫生组织（WHO）儿童基本药物目录（适用于 12 岁以下儿童）中唯一推荐可用于儿童的抗哮喘 ICS 是布地奈德，也是目前批准的唯一可用于 ≤ 4 岁儿童的雾化 ICS。

常用吸入性糖皮质激素的比较，见表 2-7。

全身性糖皮质激素

目前，慢性气道疾病治疗中，常用的全身用糖皮质激素有泼尼松、泼尼松龙及甲泼尼龙。地塞米松抗炎作用虽较强，但由于血浆和组织中半衰期长，对下丘脑-垂体-肾上腺轴的抑制时间长，应尽量避免使用。泼尼松自身无生物学活性，须经肝脏代谢为泼尼松龙发挥药理作用，肝功能不全者不宜应用；泼尼松龙无须经肝脏代谢即可作用，因此可用于肝功能不全者；甲泼尼龙抗炎作用强，水钠潴留作用微弱。该类药物的不良反应与其剂量和疗程显著相关，因此，使用中最重要的原则是最小化治疗剂量和持续时间，长期用药要注意不良反应的预防与监测。

常用全身性糖皮质激素的比较，见表 2-8。

表 2-7 常用吸入性糖皮质激素的比较

项目	丙酸倍氯米松/代谢物 17-单丙酸倍氯米松	氟替卡松	布地奈德	环索奈德
剂型	吸入气雾剂,吸入粉雾剂	吸入粉雾剂,吸入气雾剂,吸入混悬液	吸入气雾剂,吸入粉雾剂,吸入混悬液	吸入粉雾剂,吸入气雾剂
药动学	■起效:1~2周 ■效果最佳:3~4周	■达峰:吸入后30分钟	■达峰:吸入后30分钟 ■效果最佳:吸入1~2周,雾化4-6周	■效果最佳:>4周
不良反应	■常见口腔和咽喉部念珠菌感染 ■吸入性糖皮质激素可产生全身效应,尤其是在长期使用用高剂量治疗时。这些效应包括肾上腺抑制,儿童和青少年生长迟缓,骨密度降低,白内障以及青光眼	轻度咽喉刺激,咳嗽	咳嗽,声嘶	
注意事项	■糖皮质激素使用中最重要原则是最小化治疗剂量和持续时间 ■注意告知患者掌握正确的吸入方法。如果使用面罩式给药,吸入后深漱口以降低白念珠菌感染风险。 ■通过面罩式进行吸入给药。如果使用定量气雾剂(MDI)出现不适症状,可改用吸入粉雾剂或减轻或消除症状 ■口服激素改吸入时,不应突然停止口服激素,并应注意肾上腺系统功能的完全复原 ■布地奈德是目前批准的唯一可用于≤4岁儿童的雾化ICS ■丙酸氟替卡松雾化吸入混悬液不得用于儿童和青少年重度哮喘急性发作的治疗 ■应监测糖皮质激素合用可产生拮抗作用,注意调整剂量。 ■与胰岛素合用时对儿童患者的生长发育的影响 ■禁用于未经治疗的呼吸道真菌、细菌感染者			■建议通过口吸式而不是用前避免涂抹油性面霜在吸入药物后彻底清洗面部皮肤,可改用吸入粉雾剂未减轻或消除症状 ■避免与CYP3A4抑制剂利托那韦合用

续表

项目	丙酸倍氯米松/代谢物 17-单丙酸倍氯米松	氟替卡松	布地奈德	环索奈德
特殊人群	■老年患者无须调整剂量 ■妊娠期分级 C ■哺乳期分级 L2	■肝、肾功能不全者、老年患者无须调整剂量 ■妊娠期分级 C ■哺乳期分级 L3	■肝功能不全者慎用药应密切监测 ■老年患者无须调整剂量 ■妊娠期分级 B ■哺乳期分级 L1	■老年患者无须调整剂量 ■妊娠期分级 C ■哺乳期分级 L3

注：妊娠期及哺乳期药物安全性等级说明见附录。

表 2-8 常用全身性糖皮质激素的比较

项目	泼尼松	泼尼松龙	甲泼尼龙
剂型	片剂	片剂、注射剂	片剂、注射剂
药动学	■口服 2 小时达峰，缓释制剂 6~6.5 小时达峰	■口服 1~2 小时达峰	■口服 1.5~2.3 小时达峰
不良反应	■短期（数天）应用，可致食欲增加、体重增加，血压。但停用或降低剂量可以减弱或消除这些不良反应。■长期（数月到数年）应用，有免疫抑制，血糖升高和体重增加，也可引发骨质疏松、白内障和皮肤变薄等不良反应	■短期应用可致食欲增加、体重增加，腹泻、头疼、情绪改变和失眠，还有可能发生血糖升高和高血压	

续表

项目	泼尼松	泼尼松龙	甲泼尼龙
注意事项	■ 须经肝脏代谢为活性形式,肝功能不全者不宜应用 ■ 使用中最重要原则是最小化治疗剂量和持续时间 ■ 严重精神病和癫痫,活动性消化性溃疡,新近胃肠吻合手术,骨折,严重感染患者等不宜使用 ■ 避免合用非甾体抗炎药(NSAIDs) ■ 激素可抑制患儿的生长和发育,如需长期使用,选择中短效制剂或隔日疗法 ■ 静脉使用激素时,如无激素依赖倾向,可在3~5天内停药;有激素依赖倾向者应延长给药时间,症状控制后序贯改为口服 ■ 鉴于激素使用的特殊性,对使用激素的患者应进行严密的药学监护,告知患者常见不良反应及应对措施,让患者知晓激素服用过程中,不要自行增减剂量或停药	■ 无须经肝脏代谢而起作用,因此可用于肝功能不全者	■ 禁止鞘内给药
特殊人群	■ 妊娠期分级C,如在妊娠中、晚期使用则分级为D ■ 哺乳期分级L2,乳母接受大剂量给药,防止药物经乳汁排泄,功能抑制等不良反应	■ 妊娠期分级C,如在妊娠早期使用则分级为D ■ 使用糖皮质激素易引发高血压,老人尤其是更年期后的女性使用后易引发骨质疏松	■ 妊娠期分级C ■ 妊娠期分级C,长期使用,造成婴儿生长抑制,肾上腺功能抑制

注:妊娠期及哺乳期药物安全性等级说明见附录。

抗过敏平喘药

抗过敏平喘药的主要作用是抗过敏作用和轻度的抗炎作用。该类药物的平喘作用起效较慢,不宜用于哮喘急性发作期的治疗,临床上主要用于预防哮喘的发作。该类药物主要分为三类:肥大细胞膜稳定剂、H_1受体拮抗剂及抗白三烯类药物。

肥大细胞膜稳定剂

【药理作用】

肥大细胞膜稳定剂能够选择性稳定肺组织肥大细胞膜,减少钙离子向胞内转运,抑制肥大细胞脱颗粒并抑制其释放组胺、白三烯等过敏介质。此外,该类药物还可通过抑制过强的神经反射,降低气道高反应性。

【药物特点】

代表药物为色甘酸钠,口服极少吸收,干粉喷雾吸入生物利用度约为10%。吸入剂量的80%以上沉着于口腔和咽部,仅约8%经肺及胃肠道进入血液。吸入10~20分钟即达药峰浓度。

该类药物不良反应较少,相对较安全。仅有少数患者因粉末的刺激而引起呛咳、气急甚至诱发哮喘。

【药学监护】

正在使用糖皮质激素或其他平喘药治疗者,如需改用肥大细胞膜稳定剂,应续用原药至少1周或者症状明显改善后,才能逐渐减量或停用原药。使用肥大细胞膜稳定剂获明显疗效后,可减少给药次数,如需停药,亦应逐步减量再停药,以防复发。用药过程中如遇哮喘急性发作,应立即改用其他常规治疗,如吸入β_2受体激动剂等,并停用肥大细胞膜稳定剂。

H$_1$ 受体拮抗剂

【药理作用】

H$_1$ 受体拮抗剂不仅能抑制抗原诱发的人体肺和支气管组织肥大细胞释放组胺和慢反应物质,还能抑制抗原、血清或钙离子介导剂诱发的人嗜碱性粒细胞或中性粒细胞释放组胺和慢反应物质。

【药物特点】

该类药物对抑制变应原攻击后引起的气道阻塞的功能比色甘酸钠强 50 倍。临床上可单独应用或与茶碱类药物、β$_2$ 受体激动剂合用来防治轻度至中度哮喘。

代表药物为酮替芬。

【药学监护】

该类药物起效缓慢,对于支气管哮喘的症状控制作用一般需连续用药 2~4 周后方渐出现,故在用药前应向患者解说清楚,配合治疗。

该类药物与镇静催眠药及酒精制剂有一定的协同作用,同用可加强困倦、乏力等症状,应避免同用。

空中作业、驾驶人员、精密机械操纵者,以及需参加重要会议和社交活动者或运动员在参赛前应避免用此药。

过量服用本药可引起昏睡、恶心等反应,应视情况给予对症处理,必要时予以洗胃或催吐,严密监护患者,采用支持治疗直至症状缓解。

肥大细胞膜稳定剂色甘酸钠、H$_1$ 受体拮抗剂酮替芬均有抑制过敏介质释放的作用,所以这两类药物又被称为过敏介质阻释剂。

常用过敏介质阻释剂的比较,见表 2-9。

表 2-9 常用过敏介质阻释剂的比较

项目	色甘酸钠	酮替芬
剂型	吸入粉雾剂、吸入气雾剂	片剂、胶囊剂、口服液
药动学	吸入后 8%~10% 进入肺内,口服仅能吸收 0.5%	口服吸收迅速,2~4 小时达峰
不良反应	■ 色甘酸钠不易吸收,因此其不良反应主要局限于药物沉积部位,多见刺激性咳嗽、口干、喘息等,预先吸入 β_2 受体激动剂可避免诱发哮喘 ■ 使用过程中,如遇哮喘急性发作,应停止使用,改为吸入 β_2 受体激动剂等	■ 常见嗜睡、倦怠、口干、恶心等反应;偶见头痛、头晕、迟钝及体重增加 ■ 易透过血脑屏障,因此可有不同程度的中枢抑制作用,产生镇静和嗜睡的不良反应
注意事项	■ 不能直接舒张支气管。对于支气管哮喘,应在发病季节之前 2~3 周提前用药 ■ 起效较慢,需连用数日甚至数周后才起作用,因此对正在发作的哮喘无效	■ 酮替芬与口服降糖药合用时,少数患者可见血小板减少,两者不宜合用 ■ 用药期间不宜驾驶车辆、操作精密机器、高空作业等
特殊人群	■ 肝功能不全、肾脏损害者慎用 ■ 妊娠期分级 B ■ 哺乳期分级 L2	■ 哺乳期分级 L3

注:妊娠期及哺乳期药物安全性等级说明见附录。

抗白三烯类药物

白三烯对人体支气管平滑肌的收缩作用较组胺、血小板活化因子强约 1 000 倍,而且作用持续时间较长,在哮喘时的气道炎症反应过程中起着重要作用。抗白三烯类药物包括两类:5-脂氧酶活性抑制剂和白三烯受体拮抗剂(LTRA)。目前国内主要使用 LTRA。

【药理作用】

5- 脂氧酶活性抑制剂:通过花生四烯酸的 5- 脂氧酶途径抑制白三烯合成,代表药物为齐留通。

白三烯受体拮抗剂(LTRA):通过与白三烯受体选择性结合,竞争性拮抗白三烯的作用,代表药物为孟鲁司特、扎鲁司特等。

【药物特点】

LTRA 在哮喘的治疗中具有重要地位,是目前除 ICS 之外唯一可单独用于哮喘长期控制的药物,可作为轻度哮喘的替代治疗药物和中重度哮喘的联合用药,尤其适用于阿司匹林哮喘、运动性哮喘及伴有过敏性鼻炎的哮喘患者。

除哮喘外,LTRA 还被推荐为过敏性鼻炎的一线用药,其对鼻塞症状的改善作用优于第二代口服抗组胺药,而且可有效缓解喷嚏和流涕症状。

在咳嗽变异型哮喘(CVA)的治疗中,LTRA 被认为有效,能够减轻患者咳嗽症状、改善生活质量并减轻气道炎症。少数对 ICS 治疗无效的 CVA 患者,使用 LTRA 可能有效。

LTRA 的安全性和耐受性良好,不良反应轻微,无嗜睡反应。就疗效而言,孟鲁司特与扎鲁司特未见明显差异,但孟鲁司特服用更方便,每天 1 次即可,且食物不影响其吸收。

【药学监护】

使用该类药物治疗期间,血清转氨酶有可能升高,通常表现短暂且无症状。如有肝功能不全的症状或体征(如厌食、恶心、呕吐、右上腹疼痛、疲乏、嗜睡、流感样症状、肝大、瘙痒及黄疸)出现,应该立即测量血清转氨酶,尤其是血清谷丙转氨酶(GPT)。如果肝功能检查证明有肝功能不全,应立即停止使用。

应注意,长期应用孟鲁司特可能增加精神症状的不良反应。应重视孟鲁司特说明书中引起严重的精神健康不良反应的黑框警告及在过敏性鼻炎中限制使用的建议。

常用白三烯受体拮抗剂的比较,见表 2-10。

表 2-10 常用白三烯受体拮抗剂比较

项目	扎鲁司特	孟鲁司特
剂型	片剂	片剂、颗粒剂
药动学	■ 口服 3 小时达峰,用药后 2~6 周药效最大。食物可降低其生物利用度,最大降幅可达 40%	■ 口服片剂 3 小时达峰,口服生物利用度为 64%,普通饮食对其生物利用度和 C_{max} 无影响
不良反应	■ 可产生轻度肝功能障碍,因此,用药期间应监测肝功能 ■ 头痛、头晕,胃肠道不适 ■ 注意与孟鲁司特相关的神经精神事件(如激动、睡眠障碍和抑郁等)的风险监护,说明书中的黑框警告及其在过敏性鼻炎中限制使用的建议	
特殊人群	■ 肾功能不全者、老年患者无须调整剂量 ■ 肝功能损害者、肝硬化患者不推荐使用 ■ 本药可通过胎盘屏障 ■ 哺乳期分级 L3,在乳汁中有低浓度药物分布	■ 轻度至中度肝功能不全者、肾功能损害者、老年患者无须调整剂量 ■ 妊娠期分级 B,孕妇应避免使用 ■ 哺乳期分级 L3

注:妊娠期及哺乳期药物安全性等级说明见附录。

吸入联合制剂

吸入用药是一种以呼吸道和肺为靶器官的直接给药方法,具有起效快、局部药物浓度高、用药量少、应用方便及全身不良反应少等优点,已作为呼吸系统相关疾病重要的治疗手段。除单一成分吸入制剂外,目前常采用吸入联合制剂,有两联、三联等,其药物通过特定的吸入装置联合吸入。常用的吸入联合制剂有 SAMA+SABA、ICS+LABA、LAMA+LABA、ICS+LAMA+LABA。

常见的吸入装置有压力定量吸入器、干粉吸入器、软雾吸入器及小容量雾化器等。

SAMA+SABA

SAMA 常在中重度哮喘时与 SABA 联合使用，以增强疗效。对 SABA 治疗反应不佳时应尽早联合使用。哮喘急性发作时，SAMA 雾化吸入治疗不作首选，仅在 SABA 单药治疗效果不佳时，再考虑联合使用 SAMA 雾化吸入治疗。两者叠加作用于肺部的 M 胆碱受体和 β_2 受体而产生支气管扩张作用，疗效优于单一给药，并且不增加不良事件发生率。

代表药物：复方异丙托溴铵吸入溶液。

ICS+LABA

ICS+LABA 可有效改善影响疾病的两个要素：气道炎症和气道平滑肌功能不全。一方面，ICS 能有效控制气道炎症，LABA 能快速、持久解除支气管痉挛；另一方面，LABA 可以增强 ICS 在抑制炎症方面的作用，而 ICS 可以增加 β_2 受体表达，并预防因长期使用 LABA 而产生的受体下调。这些互补效应会带来协同作用。

ICS 能有效地控制气道炎症和哮喘恶化，对于吸入激素后仍有症状的哮喘患者，加用 LABA，在控制哮喘症状、改善肺功能方面优于加量单用 ICS。ICS 与 LABA 两者具有协同的抗炎和平喘作用，可获得相当于或优于加倍剂量 ICS 的疗效，可提高患者的依从性、减少大剂量 ICS 的不良反应，尤其适用于中度至重度持续哮喘患者的长期治疗。ICS+LABA 复合制剂能够显著减少急性加重期慢性阻塞性肺疾病（AECOPD）的发生次数，对于中度至极重度的稳定期 COPD，推荐 ICS+LABA 复合制剂吸入治疗以预防 AECOPD。

代表药物：布地奈德 / 福莫特罗、丙酸氟替卡松 / 沙美特罗、糠酸氟替卡松 / 维兰特罗、丙酸倍氯米松 / 福莫特罗。

常用 ICS+LABA 的比较，见表 2-11。

表 2-11　常用 ICS+LABA 的比较

项目	布地奈德/福莫特罗	丙酸氟替卡松/沙美特罗	糠酸氟替卡松/维兰特罗	丙酸倍氯米松/福莫特罗
剂型与装置	吸入粉雾剂/都保®	吸入粉雾剂/准纳器®	吸入粉雾剂/易纳器®	吸入气雾剂/pMDI®
用法用量	■ 规格:80μg/4.5μg,适用于6岁以上儿童、青少年,每次2吸,每天2次 ■ 规格:160μg/9μg,适用于12岁以上青少年及成人,每次1吸,每天2次	■ 规格:100μg/50μg,适用于4岁以上儿童,每次1吸,每天2次 ■ 规格:250μg/50μg,500μg/50μg,适用于12岁以上青少年及成人,每次1吸,每天2次	■ 规格:100μg/25μg,200μg/25μg,适用于成人,每次1吸,每天1次	■ 规格:100μg/6μg,适用于成人(对18岁以下青少年证据有限,故不推荐使用),每天2次,每次1~2揿
主要适应证	■ 哮喘的维持治疗(不适用于6岁以下儿童) ■ 哮喘急性发作的缓解治疗(不推荐12岁以下儿童使用) ■ COPD治疗	■ 可逆性阻塞性气道疾病的规律治疗,包括成人和儿童哮喘	■ 哮喘的维持治疗 ■ COPD治疗	■ 哮喘的维持治疗

续表

项目	布地奈德/福莫特罗	丙酸氟替卡松/沙美特罗	糠酸氟替卡松/维兰特罗	丙酸倍氯米松/福莫特罗
不良反应	震颤、心悸、口咽部白念珠菌感染、咽部轻度刺激、咳嗽和声嘶	头痛、声嘶/发音困难、口咽部白念珠菌病、肺炎(COPD患者)、头痛、肌肉痉挛、关节痛	头痛、鼻咽炎、肺炎和骨折(COPD患者)	咽炎、血小板减少、头痛、心绞痛、发声困难
禁忌证	对布地奈德、福莫特罗或吸入乳糖(含少量牛乳蛋白)有过敏反应的患者禁用			

41

LAMA+LABA

LABA 和 LAMA 能有效舒张气道平滑肌,预防支气管痉挛,是 COPD 稳定期治疗的常用药物,可以缓解症状,降低急性加重风险。

β_2 受体与 M 胆碱受体在大小气道中的分布不同。M_3 受体在大气道分布密度更高,β_2 受体沿着气道分布密度不断增高,两个药物联合可更广泛地扩张气道。

代表药物:福莫特罗 / 格隆溴铵、噻托溴铵 / 奥达特罗、茚达特罗 / 格隆溴铵。

ICS+LABA+LAMA

针对 AECOPD 高风险人群的研究证实,与 LABA+LAMA 相比,ICS+LABA+LAMA 更大程度地减少了 AECOPD 发生风险。相当一部分患者需要在 LABA+LAMA 的基础上添加 ICS 治疗,以更好地改善症状,减少 AECOPD 发生风险。

ICS+LABA+LAMA 三联吸入治疗较 ICS+LABA、LABA+LAMA 及 LAMA 单药能够更好地改善患者的肺功能、临床症状及健康相关生活质量,并进一步降低 AECOPD 发生风险(A 类证据),且不增加严重不良心血管事件的风险。

代表药物:布地奈德 / 格隆溴铵 / 福莫特罗,氟替卡松 / 乌美溴铵 / 维兰特罗。

常用的吸入联合制剂,见表 2-12。

表 2-12　常用的吸入联合制剂

吸入联合制剂	剂型	特点
复方异丙托溴铵气雾剂 (沙丁胺醇 / 异丙托溴铵)	软雾吸入剂	起效快,携带方便,推荐每天 1 次,每次 2 揿
ICS+LABA 布地奈德 / 福莫特罗 沙美特罗 / 氟替卡松	吸入粉雾剂	适用于成人和儿童哮喘及 COPD、支气管炎、肺气肿的对症治疗,常规剂量每天 2 次,每次 1~2 吸

吸入联合制剂	剂型	特点
LAMA+LABA		适用于 COPD 患者
噻托溴铵 / 奥达特罗	软雾吸入剂	推荐每天 1 次,每次 2 揿
茚达特罗 / 格隆溴铵	吸入粉雾剂	推荐每天 1 次,每次 1 吸
格隆溴铵 / 福莫特罗	压力定量吸入气雾剂	推荐每天 2 次,每次 2 吸
ICS+LAMA+LABA		一种固定剂量、长效、双
布地奈德 / 格隆溴铵 / 福莫特罗	压力定量吸入气雾剂	支气管扩张剂,用于缓解 COPD 症状

靶向治疗药物

依据 2019 年《全球哮喘防治倡议》(Global Initiative for Asthma,GINA),轻度支气管哮喘的基础治疗为吸入糖皮质激素,中度至重度需联用长效 β_2 受体激动剂。另一部分中度至重度支气管哮喘患者需要额外的治疗,包括吸入长效 M 胆碱受体阻滞药、低剂量口服茶碱和 / 或抗白三烯类药物。少数难治性哮喘在上述治疗的基础之上需增加抗 IgE 或抗 IL-5 等靶向治疗药物。因此,哮喘的靶向药物治疗为针对常规治疗无效的一种挽救性治疗手段。

抗 IgE 治疗

IgE 是支气管哮喘发生、发展的核心物质,抗 IgE 能显著抑制 IgE 与受体结合,并且抑制过敏性哮喘患者中吸入变应原后的速发相及迟发相的反应。

奥马珠单抗(omalizumab)为第一个成功开发的抗 IgE 药物,并于 2003 年获得 FDA 批准用于哮喘治疗。

【药理作用】

该药可抑制 IgE 与肥大细胞和嗜碱性粒细胞表面高亲和力 IgE 受体(FcεR Ⅰ,属于抗原受体超家族成员)的结合。与表达 FCεR Ⅰ 的细胞表面结合的 IgE 减少,可限制过敏反应介质的释放。使用奥马珠单抗治疗可降低过敏患者体内嗜碱性粒细胞表面 FCεR Ⅰ的数量。

【药物特点】

该药仅适用于治疗确诊为 IgE 介导的哮喘患者,包括成人、青少年(12 岁及以上)和儿童(6~12 岁),经吸入糖皮质激素和长效 β_2 受体激动剂治疗后,仍不能有效控制症状的中度至重度持续性过敏性哮喘。该药须皮下注射,治疗后经过 12~16 周才能显示出有效性,需通过测定血清中总 IgE 确定给药剂量并用于评估疗效。

【药学监护】

该药有过敏反应报道,表现为支气管痉挛、低血压、晕厥,荨麻疹和 / 或喉(舌头)的血管性水肿。最早可发生于首次注射后,但也可在开始规律治疗一年后发生。注射该药后需要密切观察患者,并做好处理严重过敏反应的准备。告知患者过敏反应的常见症状和体征,提醒出现相关症状应立即就医。

妊娠期分级 B,该药可通过胎盘屏障,除非必须,否则妊娠期不应使用。哺乳期分级 L3,不应使用。

抗 IL-5/IL-5R 治疗

嗜酸性粒细胞在哮喘发病过程中起着十分重要的作用,而嗜酸性粒细胞的激活和成熟离不开 IL-5 与 IL-5 受体(IL-5R)。抗 IL-5/IL-5R 治疗能明显降低哮喘患者骨髓中成熟嗜酸性粒细胞及支气管黏膜中嗜酸性粒细胞数量,也可以减少哮喘患者外周血中嗜酸性粒细胞数量。

美泊利单抗(mepolizumab)是一种高亲和力的人源化能特异性结合 IL-5 的单克隆抗体,是较早进行临床试验的抗 IL-5 药物,2015 年 11 月由 FDA 批准用于哮喘的治疗。benralizumab 为 IL-5 受体 α 的人源化单克隆抗体,其通过强化的抗体依赖细胞介导的细胞毒作用,几乎可清除体内全部嗜酸性粒细胞。临床试验表明,benralizumab 治疗可减少肺嗜酸性粒细胞增多症所致的哮喘急性发作、改善肺功能及哮喘控制评分,2017 年 11 月 FDA 批准其用于严重肺嗜酸性粒细胞增多症所致哮喘的治疗。

第二节 镇咳药及其药学监护

咳嗽是呼吸专科门诊和社区门诊患者最常见的症状,咳嗽病因复杂且涉及面广,尤其是慢性咳嗽,常见病因包括上气道咳嗽综合征、咳嗽变异性哮喘、嗜酸性粒细胞性支气管炎、胃食管反流性咳嗽、变应性咳嗽等。咳嗽是一种防御性反射活动,轻度咳嗽有利于排痰,一般不需要用镇咳药。但剧烈或频繁的咳嗽,不仅消耗体力,给患者造成痛苦,而且可引起肺泡壁弹性组织的破坏,诱发肺气肿,故在对因治疗的同时应适当使用镇咳药,以缓解症状。

中枢性镇咳药

中枢性镇咳药直接抑制延脑咳嗽中枢而产生镇咳作用。中枢性镇咳药按其是否存在成瘾性又分为两类。①依赖性或成瘾性中枢性镇咳药:具有成瘾性及较强的呼吸抑制作用,包括吗啡类生物碱及其衍生物,如可待因、福尔可定等;②非成瘾性或非依赖性中枢性镇咳药:无成瘾性且在治疗剂量下对呼吸中枢的抑制不明显,如右美沙芬、喷托维林等。

【药物特点】

可待因、福尔可定等依赖性中枢性镇咳药,镇咳作用迅速而强大,同时兼具镇静和镇痛的作用,因其具有成瘾性,建议短暂用于病因不明、其他治疗效果不佳的剧烈刺激性干咳,尤其是伴有胸痛的干咳。

右美沙芬、喷托维林等非依赖性中枢性镇咳药,具有明显的镇咳作用,但无镇痛和镇静作用、无成瘾性,且治疗剂量下无呼吸抑制作用。其中,右美沙芬是目前临床上应用最广的镇咳药,镇咳强度与可待因相当。临床常用含右美沙芬的复方镇咳药,如美敏伪麻,对治疗成人慢性咳嗽有一定疗效。

【药学监护】

使用可待因、福尔可定等依赖性中枢性镇咳药期间,需要关注药物的成瘾性、耐受性及呼吸抑制等情况。

下列情况应慎用依赖性中枢性镇咳药:胆结石,可引起胆管痉挛;原因不明的腹泻,可使肠道蠕动减弱、减轻腹泻症状而误诊;颅脑外伤或颅内病变,可引起瞳孔变小,模糊临床体征;易引起尿潴留而加重前列腺增生病情。

常用中枢性镇咳药的比较,见表2-13。

外周性镇咳药

【药理作用】

通过抑制咳嗽反射弧中的感受器、传入神经、传出神经或效应器中任何环节而发挥镇咳作用。有些药物兼有中枢性和外周性两种作用。

【药物特点】

代表药物有那可丁与苯丙哌林。那可丁通过抑制肺牵张反射,解除支气管平滑肌痉挛而产生镇咳作用,无中枢抑制作用,亦无成瘾性。苯丙哌林为非麻醉性镇咳药,其作用是可待因的2~4倍,可抑制外周传入神经,亦可抑制咳嗽中枢。用于治疗急、慢性支气管炎及各种刺激引起的咳嗽,是剧烈咳嗽时的首选药物。

【药学监护】

那可丁大剂量可能兴奋呼吸,引起支气管痉挛。不宜与其他中枢兴奋药同用。苯丙哌林服用时需整片吞服,切勿嚼碎,以免引起口腔麻木。那可丁仅有镇咳作用,无祛痰作用,如咯痰症状明显,不宜使用。

表 2-13 常用中枢性镇咳药的比较

项目	依赖性		非依赖性		
	可待因	福尔可定	右美沙芬	喷托维林	二氧丙嗪
剂型	片剂、注射剂、糖浆剂	复方糖浆剂、复方口服溶液	片剂、胶囊剂、糖浆剂、注射剂	片剂、滴丸、颗粒剂、糖浆剂	片剂、颗粒剂
药动学	■ 口服约1小时达峰，作用持续4~6小时	■ 口服吸收良好，消除半衰期约为37小时	■ 口服15~30分钟起效，2~3小时作用达峰，作用持续3~6小时	■ 口服后药效可持续4~6小时	■ 口服30~60分钟起效，持续4~6小时或更长
不良反应	■ 常见心理变态或幻想 ■ 呼吸、心率异常 ■ 长期应用可引起依赖性	■ 偶见恶心、嗜睡等	■ 头晕、头痛、嗜睡、易激动 ■ 嗳气、食欲缺乏、便秘、恶心 ■ 皮肤过敏等	■ 偶有便秘、轻度头痛、头晕、嗜睡、口干、恶心、腹胀、皮肤过敏等反应	■ 困倦、乏力、嗜睡等
注意事项	■ 长期应用可产生耐受性、成瘾性，仅在其他治疗无效时短暂使用 ■ 可抑制支气管腺体分泌，使痰液黏稠不易咳出，因此痰多时禁用		■ 非成瘾性中枢性镇咳药，临床应用广泛		

续表

项目	依赖性		非依赖性		
	可待因	福尔可定	右美沙芬	喷托维林	二氧丙嗪
注意事项	■ 禁用于12岁以下，CYP2D6超快代谢者 ■ 缓释片必须整片吞服，不可截开或嚼碎	■ 可致依赖性 ■ 不推荐2岁以下患者使用	■ 禁用于有精神病史者，服用单胺氧化酶抑制剂停药不满2周的患者 ■ 具有催眠作用，避免高空作业、驾驶车辆等	■ 禁用于青光眼、心力衰竭、驾车及操作机器者 ■ 无祛痰作用，痰多者慎用与祛痰药合用	■ 禁用于高空作业及驾驶车辆、操纵机器者 ■ 治疗量与中毒量接近，不得超过极量
特殊人群	■ 妊娠期分级C，如在临产近分娩时长期、大量使用则分级D ■ 哺乳期分级L4，禁用	■ 严重肝、肾功能不全者需减量	■ 严重肝、肾功能不全者、老年患者慎用 ■ 妊娠期分级C ■ 妊娠3个月内禁用 ■ 哺乳期禁用	■ 妊娠期及哺乳期妇女禁用	■ 严重肝、肾功能不全者慎用

注：妊娠期及哺乳期药物安全性等级说明见附录。

常用外周性镇咳药的比较,见表 2-14。

表 2-14　常用外周性镇咳药的比较

项目	那可丁	苯丙哌林
剂型	片剂、糖浆剂	片剂、胶囊剂、口服溶液、缓释片
药动学	■ 镇咳作用一般维持 4 小时	
不良反应	■ 可见轻微的恶心、头痛、嗜睡 ■ 大剂量可能兴奋呼吸,引起支气管痉挛	■ 服药后可出现一过性口咽发麻 ■ 有乏力、头晕、上腹不适、食欲缺乏、皮疹等
注意事项	不推荐儿童、孕妇、哺乳期妇女使用	■ 无祛痰作用,如咯痰症状明显,不宜使用 ■ 服用片剂时切勿嚼碎,以免引起口腔麻木 ■ 使用后不可驾驶汽车及进行有危险性的机械操作

复方镇咳药

复方甲氧那明

该复方制剂主要含有盐酸甲氧那明、那可丁、氨茶碱、马来酸氯苯那敏等药物。

【药理作用】

该复方制剂中盐酸甲氧那明可抑制支气管痉挛,缓解哮喘发作时的咳嗽;那可丁为外周性镇咳药,可抑制咳嗽;氨茶碱可抑制支气管痉挛,还可抑制支气管黏膜肿胀,缓解哮喘发作时的咳嗽,使痰易咳出;马来酸氯苯那敏具有抗组胺作用。该复方制剂的配伍不仅可以减轻咽喉及支气管炎症等引起的咳嗽,而且可缓解哮喘发作时的咳嗽,有利于排痰。

【注意事项】

以下情况禁用:哺乳期妇女、哮喘危象、严重心血管疾病、未满 8 岁的婴幼儿。

【药学监护】

偶可见皮疹、呕吐、食欲缺乏、眩晕、排尿困难等。服用该复方制剂后,不宜驾驶或进行高空作业。有心脏疾患、高血压或高龄者,青光眼、甲亢、排尿困难者及正在接受治疗者需遵医嘱服用。请勿与其他镇咳药、祛痰药、抗感冒药、抗组胺药、镇静药等联合使用。

美敏伪麻

该复方制剂主要含有氢溴酸右美沙芬、盐酸伪麻黄碱、马来酸氯苯那敏等药物。

【药理作用】

该复方制剂中,盐酸伪麻黄碱为减轻鼻充血剂,能消除鼻、咽部黏膜充血,减轻鼻塞症状;氢溴酸右美沙芬为中枢性镇咳药,能直接作用于延脑咳嗽中枢抑制咳嗽反射,但无依赖性;马来酸氯苯那敏为抗组胺药,具有消除或减轻流泪、打喷嚏和流涕的作用。

【注意事项】

妊娠期前 3 个月的妇女禁用,2 岁以下儿童禁用。服用该复方制剂期间不得饮酒或含有酒精的饮料,因为酒精可能会加重嗜睡。服药期间不得驾驶机、车、船,高空作业或操作精密仪器。

【药学监护】

少数患者可出现嗜睡、头晕、心悸、兴奋、失眠、恶心等,停药后可自行消失。心脏病、高血压、甲状腺疾病、糖尿病、青光眼、抑郁症、哮喘、肝功能不全、癫痫等患者应在医师指导下使用。痰多患者及运动员慎用。该复方制剂不宜与抗抑郁药、降压药、解痉药、巴比妥类、氯霉素、洋地黄苷类药物等合用。

其他药物

在变应性咳嗽中会用到抗组胺药如氯雷他定、地氯雷他定等,胃食管反流性咳嗽中会使用质子泵抑制剂如奥美拉唑、兰索拉唑等,本章以氯雷他定和奥美拉唑为例进行介绍。

氯雷他定

针对变应性咳嗽,糖皮质激素或抗组胺药(如氯雷他定)治疗有效,氯雷他定是第二代抗组织胺药物,可缓解过敏反应引起的各种症状。

【药理作用】

三环类抗组胺药,具有选择性拮抗外周组胺 H_1 受体的作用。

【药物特点】

该药抗组胺作用起效快、作用强且持久。

【药学监护】

该药经肝脏 CYP450 酶代谢,因此抑制肝药酶活性的药物,如大环内酯类抗菌药物等,可减缓氯雷他定的代谢,增加血药浓度,有可能导致不良反应增加。常见不良反应有乏力、头痛、嗜睡、口干,胃肠道不适如恶心、胃炎,以及皮疹等。妊娠期分级 B,慎用;哺乳期分级 L1,慎用。

奥美拉唑

胃食管反流性咳嗽是胃酸和其他胃内容物反流进入食管导致的以咳嗽为突出表现的临床综合征,质子泵抑制剂是治疗此病症的药物之一。

【药理作用】

奥美拉唑为质子泵抑制剂,是一种脂溶性、弱碱性药物,易浓集于酸性环境中,特异性地作用于胃壁细胞质子泵(H^+,K^+-ATP 酶)所在部位抑制 H^+,K^+-ATP 酶的活性,阻断胃酸分泌的最后步骤,使壁细胞内的 H^+ 不能转运到胃腔中,使胃液中的酸含量大为减少。

【药物特点】

奥美拉唑经小肠吸收,1 小时内起效,0.5~3.5 小时血药浓度达峰值,作用持续 24 小时以上。

【药学监护】

当该药与地西泮、苯妥英钠、华法林一起使用时,应减少后者的用量。常见不良反应是腹泻、头痛、恶心、腹痛、胃肠胀气及便秘。妊娠期分级 C,慎用;哺乳期分级 L2,慎用。

第三节 祛痰药及其药学监护

痰是呼吸道受到刺激分泌的液体,也叫痰液,成分包含黏液、异物、病原微生物、各种炎症细胞、坏死脱落的黏膜上皮细胞等。对于慢性气道疾病患者来说,缓解期通常咳白色痰液,当出现急性加重、细菌感染时,痰液变脓,且痰量增多。痰液可刺激呼吸道黏膜引起咳嗽,并使感染加重。给予祛痰药可使痰液稀释或液化,易于咳出。

按照作用机制,祛痰药分为痰液稀释剂、黏痰溶解剂、黏痰调节剂。

祛痰药的分类与代表药物,见表 2-15。

表 2-15 祛痰药的分类与代表药物

分类	主要作用机制	代表药物
痰液稀释剂	促进支气管分泌增加,使痰液稀释	氯化铵、愈创甘油醚
黏痰溶解剂	裂解黏蛋白而降解痰液中的 DNA,溶解脓性痰液	N- 乙酰半胱氨酸、厄多司坦
黏痰调节剂	促使气管、支气管分泌低黏性分泌物,使痰液容易咳出	羧甲司坦、氨溴索

注:部分祛痰药具有多重药理机制,如氨溴索不仅可以调节黏液分泌,还具备促纤毛清除能力,本表中按其主要作用机制进行归类。

痰液稀释剂

痰液稀释剂根据其主要的机制又可分为恶心性祛痰药与刺激性祛痰药,代表药物分别为氯化铵和愈创甘油醚。

【药理作用】

恶心性祛痰药口服后刺激胃黏膜引起恶心,反射性增加支气管腺体分泌,使痰液稀释,易于咳出;同时,药物分泌至呼吸道,提高管腔渗透压,保留水分,稀释痰液。

刺激性祛痰药可直接刺激支气管分泌,促进痰液稀释而易于咳出。

【药物特点】

临床上,氯化铵可单独使用,也常与镇咳药如右美沙芬、喷托维林,或中药如贝母、桔梗、甘草等组成复方制剂。愈创甘油醚除了具有祛痰作用外,兼具微弱的抗菌作用,减少痰液的恶臭,是祛痰合剂的主要成分之一。

【药学监护】

该类药物服用后可有恶心、呕吐症状,长期服用可造成酸中毒或低血钾,溃疡患者及肝、肾功能不全者需谨慎使用,使用期间应监测肝、肾功能,观察溃疡进展情况。

常用痰液稀释剂的比较,见表2-16。

黏痰溶解剂

黏痰溶解剂作用于痰液中的黏性成分,如黏多糖和黏蛋白,使黏痰黏稠度降低,如 N-乙酰半胱氨酸、厄多司坦。

【药理作用】

该类药物可使黏痰中黏蛋白肽链的二硫键断裂,形成小分子多肽,从而降低黏度。此外,该类药物还可通过裂解脓性痰中的脱氧核糖核酸溶解脓痰。

表2-16 常用痰液稀释剂的比较

项目	氯化铵	复方愈创木酚磺酸钾	愈创甘油醚
剂型	片剂、注射剂	口服溶液	片剂、糖浆剂
不良反应	■ 可见恶心、偶见呕吐、心动过速、局部和全身性抽搐、暂时性多尿和酸中毒 ■ 过量和长期服用可造成酸中毒和低钾血症	■ 小剂量无明显副作用，大剂量和长时间应用可能出现恶心、嗜睡等 ■ 老年人使用易发生头晕、精神错乱、锥体外系症状等	■ 恶心、胃肠不适 ■ 头晕、嗜睡
注意事项	■ 禁用于严重的肝、肾功能不全、代谢性酸中毒患者 ■ 静脉给药注射部位可产生疼痛，滴注速度不宜过快，否则可致惊厥或呼吸停止 ■ 吞服片剂或剂量过大可引起恶心、呕吐、胃痛等刺激症状，建议溶于水中，餐后服用 ■ 与阿司匹林合用可增强阿司匹林疗效，可使伪麻黄碱疗效减弱	■ 禁用于重度肝、肾功能损害者，临产前1~2周孕妇，3个月以下婴儿等 ■ 服用后不宜高空作业及驾驶等 ■ 不可与氨基糖苷类等耳毒性药物及碘胺喹啶、呋喃妥因等合用	■ 禁用于肺出血、肾炎、急性胃肠炎及妊娠3个月内的患者 ■ 饭后服用
特殊人群	■ 严重肝、肾功能不全者禁用 ■ 老年患者慎用 ■ 妊娠期分级B	■ 重度肝、肾功能损害者禁用 ■ 老年患者慎用 ■ 临产前1~2周的孕妇禁用	■ 妊娠期分级C，临产前1~2周的孕妇禁用 ■ 哺乳期不宜使用

注：妊娠期及哺乳期药物安全性等说明见附录。

【药物特点】

紧急时用该类药物气管内滴入,可迅速降低痰的黏稠度,便于吸引排痰。其中,N-乙酰半胱氨酸对部分特发性肺纤维化的患者有一定疗效,并且可作为对乙酰氨基酚中毒的特异性解毒药。

【药学监护】

该类药物有特殊臭味,可使患者出现恶心、呕吐症状。作为雾化吸入剂时,应注意避免与铁、铜、橡胶和氧化剂接触,也不宜与青霉素、头孢类药物及四环素联用,以免降低抗菌药物活性。

常用黏痰溶解剂的比较,见表2-17。

表 2-17　常用黏痰溶解剂的比较

项目	乙酰半胱氨酸	厄多司坦
剂型	片剂、颗粒剂、吸入用溶液剂	片剂、胶囊剂
药动学	■ 吸入 5~10 分钟起效,口服溶液 1~2 小时达峰,泡腾片 1~3.5 小时达峰,持续时间 > 1 小时	■ 口服吸收迅速,并很快代谢转化为 3 个含有游离巯基的活性代谢物
不良反应	■ 可引起呛咳、支气管痉挛 ■ 水溶液有硫化氢臭味,可引起恶心、呕吐、流涕、胃炎等	■ 偶有较轻微的头痛和胃肠道反应,如恶心、呕吐、上腹隐痛等症状
注意事项	■ 与镇咳药不应同时服用,与口服抗菌药物合用至少间隔 2 小时。与卡马西平合用增加癫痫发作风险 ■ 不可与活性炭同服,避免接触铁、铜等金属及橡胶、氧化物等 ■ 对胃肠道有刺激,慎用于胃溃疡患者	■ 避免与强力镇咳药合用 ■ 禁用于严重肝、肾功能不全者,不足 15 岁儿童;孕妇及哺乳期妇女应避免使用

续表

项目	乙酰半胱氨酸	厄多司坦
特殊 人群	■ 肝功能不全者应适当减量 ■ 老年患者无须调整剂量 ■ 妊娠期分级 B	■ 严重肝、肾功能不全者禁用 ■ 不足 15 岁儿童、孕妇及哺 乳期妇女应避免使用

注:妊娠期及哺乳期药物安全性等级说明见附录。

黏痰调节剂

本类药物作用于气管、支气管的黏液产生细胞,促使其分泌黏性低的分泌物,使呼吸道分泌液的流变恢复正常,痰液变稀而容易咳出。代表药物有羧甲司坦。

【药理作用】

药物主要在细胞水平影响支气管腺体的分泌,可使黏痰中黏蛋白的二硫键断裂,使低黏度的黏蛋白分泌增加,而高黏度的岩藻黏蛋白产生减少,从而使痰液的黏滞性降低,有利于痰液排出。此外,该类药物还能增加呼吸道纤毛运动,促进痰液排出。

【药物特点】

口服起效快,服后 4 小时可见明显疗效。

【药学监护】

消化性溃疡活动期患者禁用。避免同时服用强镇咳药,以免痰液堵塞气道。可见恶心、胃部不适、腹泻、轻度头痛及皮疹等。孕妇、哺乳期妇女慎用。

参考文献

［1］SWEETMAN S C. 马丁代尔药物大典 . 35 版 . 李大魁, 金有豫, 汤光, 译 . 北京 : 化学工业出版社 , 2009: 874-1243.

［2］ROBERT B R. 奈特药理学彩色图谱 . 杜冠华, 译 . 北京 : 人民卫生出版社 , 2006: 205-243.

［3］AGUSTÍ A. Clinical respiratory medicine. Library of Congress Cataloging, 2008.

［4］陈新谦，金有豫，汤光 . 新编药物学 . 18 版 . 北京 : 人民卫生出版社 , 2018: 804-1240.

［5］中华医学会呼吸病学分会哮喘学组 . 咳嗽的诊断与治疗指南 . 中华结核和呼吸杂志 , 2015, 39 (5): 323-354.

［6］慢性阻塞性肺疾病诊治专家组 . 祛痰 / 抗氧化药治疗慢性阻塞性肺疾病中国专家共识 . 国际呼吸杂志 , 2015, 35 (16): 1201-1209.

［7］申昆玲，邓力，李云珠，等 . 支气管舒张剂在儿童呼吸道常见疾病中应用的专家共识 . 临床儿科杂志 , 2015, 33 (4): 373-379.

［8］中华医学会临床药学分会《雾化吸入疗法合理用药专家共识》编写组 . 雾化吸入疗法合理用药专家共识 (2019 年版). 医药导报 , 2019, 38 (2): 135-146.

［9］中华医学会呼吸病学分会哮喘学组 . 支气管哮喘急性发作评估及处理中国专家共识 . 中华内科杂志 , 2018, 57 (1): 4-14.

［10］中华医学会 . 咳嗽基层诊疗指南 (2018 年). 中华全科医师杂志 , 2019, 18 (3): 207-219.

［11］中华医学会呼吸病学分会《雾化吸入疗法在呼吸疾病中的应用专家共识》制定专家组 . 雾化吸入疗法在呼吸疾病中的应用专家共识 . 中华医学杂志 , 2016, 96 (34): 2696-2708.

［12］中华医学会呼吸病学会哮喘学组 . 支气管哮喘防治指南 (2016 年版). 中华结核和呼吸杂志 , 2016, 39 (9): 1-24.

［13］AECOPD 诊治专家组 . 慢性阻塞性肺疾病急性加重期诊治中国专家共识 (2017 年更新版). 国际呼吸杂志 , 2017, 37 (14): 1041-1057.

［14］中华耳鼻咽喉头颈外科杂志编辑委员会鼻科组 . 变应性鼻炎诊断和治疗指南 (2015 年版). 中华耳鼻咽喉头颈外科杂志 , 2016, 51 (1): 11-12.

［15］中华医学会呼吸病学分会间质性肺疾病学组 . 特发性肺纤维化诊断和治疗中国专家共识 . 中华结核和呼吸杂志 , 2016, 39 (6): 430-431.

［16］陈亚红 . 2019 年 GOLD 慢性阻塞性肺疾病诊断、治疗及预防全球策略解读 . 中国医学前沿杂志 (电子版), 2019, 11 (1): 1-15.

第三章
常见咳喘病防治策略

第一节　成人支气管哮喘防治策略

支气管哮喘(bronchial asthma,简称哮喘),是一种以慢性气道炎症和气道高反应性为特征的异质性疾病。临床症状为反复发作的喘息、气急、胸闷、咳嗽等,常在夜间和 / 或清晨发作、加剧,多数患者可自行缓解或经治疗后缓解。

哮喘是世界上最常见的慢性气道疾病之一。不同国家的患病率从 1%~18% 不等,2019 年最新的研究数据显示,我国成人哮喘的患病率为 4.2%,患者总数达 4 570 万,且患病人数呈逐年上升趋势。哮喘病死率为(1.6~36.7)人 /10 万。哮喘的高死亡率多与哮喘长期控制不佳、最后一次发作时治疗不及时有关。

哮喘的药物治疗可分为非急性发作期哮喘的治疗及急性发作期哮喘的治疗。

非急性发作期哮喘评估

非急性发作期哮喘亦称慢性持续期,指患者虽然没有哮喘急性发作,但每周均有不同频度和 / 或不同程度的喘息、咳嗽及胸闷等症状。

哮喘的病情严重程度分级

根据白天、夜间哮喘症状出现的频率和肺功能检查结果,将哮喘非急性发作期的病情严重程度分为间歇状态、轻度持续、中度持续和重度持续。见表 3-1。

表 3-1　非急性发作期哮喘的病情严重程度分级

分级	临床特点
间歇状态（第 1 级）	症状 < 每周 1 次 短暂出现 夜间哮喘症状 ≤ 每月 2 次 FEV_1 占预计值 % ≥ 80% 或 PEF ≥ 80% 个人最佳值,PEF 变异率 <20%
轻度持续（第 2 级）	症状 ≥ 每周 1 次,但 < 每天 1 次 可能影响活动和睡眠 夜间哮喘症状 > 每月 2 次,但 < 每周 1 次 FEV_1 占预计值 % ≥ 80% 或 PEF ≥ 80% 个人最佳值,PEF 变异率为 20%~30%
中度持续（第 3 级）	每天有症状 影响活动和睡眠 夜间哮喘症状 ≥ 每周 1 次 FEV_1 占预计值 % 为 60%~79% 或 PEF 为 60%~79% 个人最佳值,PEF 变异率 >30%
重度持续（第 4 级）	每天有症状 频繁出现 经常出现夜间哮喘症状 体力活动受限 FEV_1 占预计值 %<60% 或 PEF<60% 个人最佳值,PEF 变异率 >30%

注:FEV_1,forced expiratory volume in first second,第一秒用力呼气量;PEF,peak expiratory flow,呼气流量峰值。

　哮喘控制水平评估是评价非急性发作期哮喘严重程度的常用方法,包括哮喘症状控制水平评估和哮喘预后不良的危险因素评估。

哮喘症状控制水平评估

哮喘症状控制水平分为良好控制、部分控制和未控制 3 个等级,见表 3-2。

表 3-2 哮喘控制水平分级

过去 4 周患者表现	哮喘症状控制水平	存在表现的数目
①日间哮喘症状 >2 次 /w;②夜间因哮喘憋醒;③使用缓解药物次数 >2 次 /w;④哮喘引起的活动受限	良好控制	0
	部分控制	1~2
	未控制	3~4

哮喘控制测试(asthma control test,ACT)问卷是一种评估患者哮喘症状水平的工具表,见表 3-3。

表 3-3 哮喘控制测试问卷(ACT)问卷

问题	1分	2分	3分	4分	5分	得分
过去 4 周,在工作、学习或家中,您有多少时间因哮喘发作妨碍日常活动	所有时间	大多数时间	有些时候	极少时候	没有	
过去 4 周,您有多少次呼吸困难	每天不止 1 次	每天 1 次	每周 3~6 次	每周 1~2 次	完全没有	
过去 4 周,您有多少次因为喘息、咳嗽、呼吸困难、胸闷或胸痛等症状在夜间醒来或比平常早醒	每周 4 个晚上或更多	每周 2~3 个晚上	每周 1 次	1~2 次	没有	

续表

问题	1分	2分	3分	4分	5分	得分
过去4周,您有多少次使用急救药物治疗哮喘(如沙丁胺醇)	每天3次以上	每天1~2次	每周2~3次	每周1次或更少	没有	
您如何评价过去4周内哮喘控制情况	没有控制	控制不佳	有所控制	控制良好	完全控制	

注:将上述5项得分相加得到ACT评分。20~25分:良好控制;16~19分:部分控制;5~15分:未控制。

哮喘预后不良的危险因素评估

哮喘预后不良的危险因素评估结果可用于指导非急性发作期哮喘初始治疗方案的制订。评估项目包括哮喘急性发作的危险因素、发展为不可逆性气流受限的危险因素及发生药物不良反应的危险因素。诊断时、诊断后每1~2年评估一次,急性发作时及时评估。见表3-4、表3-5、表3-6。

表3-4　哮喘急性发作的危险因素

分类	危险因素
重要危险因素	■ 哮喘症状未控制
其他潜在可改善的危险因素	■ SABA 过度使用(>1 × 200 剂量·瓶$^{-1}$·月$^{-1}$) ■ ICS 使用不足:未使用、依从性差、使用不当 ■ FEV_1 低,尤其是 <60% 预计值 ■ 使用支气管扩张剂后,气流受限有较高的可逆性 ■ 严重的心理 / 社会经济问题 ■ 接触史:吸烟、过敏原、空气污染 ■ 合并症:肥胖、慢性鼻窦炎、胃食管反流症、明确的食物过敏 ■ 血嗜酸性粒细胞增多、FeNO 增多(服用 ICS 的过敏性哮喘成年患者) ■ 妊娠

续表

分类	危险因素
其他主要的独立危险因素	■ 曾因哮喘气管插管 /ICU 治疗 ■ 过去 12 个月 ≥ 1 次严重发作

注:如果患者符合上表中任何一项,即使只有轻微的哮喘症状,也表示其哮喘急性发作风险增高;上表适用于成年人、青少年和 6~11 岁的儿童。

FeNO,fractional exhaled nitric oxide,呼出气一氧化氮;FEV_1,forced expiratory volume in first second,第一秒用力呼气量。

表 3-5 发展为不可逆性气流受限的危险因素

危险因素
■ 早产、低出生体重,以及婴儿体重增加较大;慢性黏液分泌过多
■ 缺乏 ICS 治疗
■ 接触史:吸烟;有毒化学物质;职业暴露
■ 初始 FEV_1 低;慢性黏液分泌过多;痰或血嗜酸性粒细胞增多

注:在起始治疗时测定 FEV_1,使用控制类药物 3~6 个月后记录肺功能最佳值,之后每 1~2 年进行一次危险因素评估,急性发作时及时评估;此表适用于成年人、青少年和 6~11 岁的儿童。

表 3-6 发生药物不良反应的危险因素

危险因素
■ 全身不良反应:频繁使用 OCS;长期、高剂量和 / 或使用强效 ICS;同时服用 CYP450 酶抑制剂
■ 频繁使用 SABA(>3 罐 /y)——与哮喘患者急性发作及哮喘相关死亡风险增加有关
■ 局部不良反应:使用高剂量或强效 ICS;吸入技术不佳

注:此表适用于成年人、青少年和 6~11 岁的儿童。

OCS,oral corticosteroid,口服糖皮质激素。

非急性发作期哮喘药物治疗策略

非急性发作期哮喘的药物治疗以哮喘控制水平为基础,包括初始治疗、升级治疗和降级治疗。

哮喘的治疗药物分为控制药物和缓解药物。控制药物主要通过其抗炎作用使哮喘患者维持在临床控制状态,一般来说,需长时间坚持使用;缓解药物主要通过迅速解除支气管痉挛从而缓解哮喘症状,急性发作时按需使用。具体药物见表3-7、表3-8。

表 3-7 哮喘治疗的控制药物

类别	药品名称
ICS	丙酸倍氯米松、布地奈德、氟替卡松、环索奈德、糠酸莫米松
LTRA	孟鲁司特、扎鲁司特
茶碱类药物	缓释茶碱
肥大细胞膜稳定剂	色甘酸钠
抗 IgE 单克隆抗体	奥马珠单抗
抗 IL-5/5R 抗体	美泊利单抗、benralizumab
复合制剂 ICS/LABA	布地奈德 / 福莫特罗、氟替卡松 / 沙美特罗、氟替卡松 / 维兰特罗

注:LTRA,leukotriene receptor antagonist,白三烯受体拮抗剂;IL-5,interleukin 5,白细胞介素 -5 ;IL-5R,interleukin 5R,白细胞介素 -5 受体。

表 3-8　哮喘治疗的缓解药物

类别	药品名称
SABA	沙丁胺醇、特布他林、克仑特罗、左旋沙丁胺醇
SAMA	异丙托溴铵、氧托溴铵
ICS/ 福莫特罗	布地奈德 / 福莫特罗
茶碱类药物	短效茶碱:氨茶碱、多索茶碱
全身性糖皮质激素	琥珀酸氢化可的松、泼尼松、泼尼松龙、甲泼尼龙

初始药物治疗策略

在评估患者的当前用药与症状控制情况后,给予初始药物治疗。药物治疗策略和常用吸入性糖皮质激素用量,见表 3-9、表 3-10。

表 3-9　非急性发作期哮喘的初始药物治疗策略

症状控制评估	初始治疗策略
间歇发作的哮喘症状,每月发作少于 2 次	■ 首选:按需使用低剂量 ICS/ 福莫特罗(证据等级 B) ■ 可选:SABA+ 低剂量 ICS(证据等级 B)
有哮喘症状或需要使用 SABA 每月 2 次以上	■ 首选:低剂量 ICS+ 按需使用 SABA(证据等级 A)或按需使用低剂量 ICS/ 福莫特罗(证据等级 A) ■ 可选:LTRA(证据等级 A)或 SABA+ 低剂量 ICS(证据等级 B)
多数天有哮喘症状,夜醒每周 1 次或以上,尤其是有任一危险因素[a]	■ 首选:低剂量 ICS+LABA 作为控制药物,缓解药物采用 ICS/ 福莫特罗(证据等级 A)或者按需使用 SABA(证据等级 A) ■ 可选:中剂量 ICS 联合按需使用 SABA(证据等级 A)

续表

症状控制评估	初始治疗策略
严重的未控制哮喘,或有急性发作	■ 短程口服激素,同时开始维持治疗,使用大剂量 ICS(证据等级 A)或中剂量 ICS/LABA(证据等级 D)

注:①对于成人哮喘患者的初始治疗,应根据患者具体情况选择合适的初始治疗策略,若当前用药与症状控制情况处于两相邻级别之间则建议选择高的级别,以保证初始治疗的成功率。

②所有患者均不推荐单用 SABA。

[a] 危险因素参见表 3-2、表 3-3、表 3-4。

表 3-10　常用吸入性糖皮质激素使用剂量 [a](单位:µg/d)

药物	低剂量	中剂量	高剂量
丙酸倍氯米松(CFC)	200~500	500~1 000	>1 000
丙酸倍氯米松(HFA)	100~200	200~400	>400
布地奈德(DPI)	200~400	400~800	>800
环索奈德(HFA)	80~160	160~320	>320
糠酸氟替卡松(DPI)	100		200
丙酸氟替卡松(DPI)	100~250	250~500	>500
丙酸氟替卡松(HFA)	100~250	250~500	>500
糠酸莫米松(DPI)	200		>440
糠酸莫米松(pMDI,标准颗粒,HFA)	200~400		>400

注:该表适用于成人和 12 岁以上青少年。CFC,chlorofluorocarbon,氯氟烃(氟利昂)抛射剂;HFA,hydrofluoroalkane,氢氟烷抛射剂;DPI,dry powder inhalation,干粉吸入剂。

[a] 此剂量非各药物间的等效剂量,仅代表各种 ICS "低" "中"和"高"剂量的推荐剂量。

升级治疗策略

根据治疗用药物的品种和剂量,将哮喘治疗分为 5 级。如果使用当前治疗方案不能使哮喘得到控制,治疗方案应升级,直至达到哮喘控制为止。哮喘升级治疗(阶梯式治疗)策略,见表 3-11。

表 3-11　哮喘升级治疗(阶梯式治疗)策略

治疗方案	第 1 级	第 2 级	第 3 级	第 4 级	第 5 级
首选控制药物	按需低剂量 ICS/福莫特罗[a]	低剂量 ICS 或按需低剂量 ICS/福莫特罗[a]	低剂量 ICS/LABA	中 / 高剂量 ICS/LABA	高剂量 ICS/LABA[d]
可选控制药物	低剂量 ICS	LTRA 或低剂量 ICS	中剂量 ICS 或低剂量 ICS+LTRA	高剂量 ICS,加用噻托溴铵或高剂量 LTRA[b]	加用低剂量 OCS,需考虑不良反应
首选缓解药物	按需低剂量 ICS/ 福莫特罗		按需低剂量 ICS/ 福莫特罗[c]		
可选缓解药物	按需使用 SABA				

注:OCS,oral corticosteroid,口服糖皮质激素;IL-4,interleukin 4,白细胞介素 -4;IL-4R,interleukin 4R,白细胞介素 -4 受体。

[a] 目前的证据均来自布地奈德 / 福莫特罗。

[b] 对于过敏性鼻炎和 FEV_1>70% 预测值的致敏患者,考虑加用粉尘螨舌下免疫疗法。

[c] 以低剂量布地奈德 / 福莫特罗或低剂量丙酸倍氯米松 / 福莫特罗作为维持和缓解治疗的患者,可使用低剂量 ICS/ 福莫特罗作为缓解药物。低剂量 ICS/ 福莫特罗指低剂量 ICS 与福莫特罗的复合制剂。

[d] 根据哮喘表型评估,治疗中可考虑加用噻托溴铵、抗 IgE 药物、抗 IL-5/5R 药物及抗 IL-4R 药物等。

降级治疗策略

当哮喘症状得到控制,并维持至少3个月,且肺功能恢复并维持平稳状态,可考虑降级治疗。降级治疗的目标是寻找到能同时控制哮喘症状和急性发作,并且使副作用最小化的最低剂量。降级治疗原则如下:

- 存在急性发作危险因素(见表3-4)或不可逆性气流受限的患者需在密切监控下进行降级治疗。
- 糖皮质激素减量时,气道反应性测定和痰嗜酸性粒细胞计数可预测症状失控的风险。
- 避开呼吸道感染、妊娠、旅游等情况进行降级治疗。
- 每3个月ICS用量可递减25%~50%。
- 为患者制订"哮喘行动计划",观察症状控制情况、呼气流量峰值(peak expiratory flow,PEF)变化,并定期随访。
- 若使用最低剂量的控制药物达到哮喘控制1年,且未再发作,可考虑停用哮喘治疗药物。

非急性发作期哮喘随访策略

随访策略

非急性发作期哮喘患者进行初始治疗后,需定期随访。

- 在开始治疗后1~3个月评估一次疗效,之后每3~12个月评估一次,妊娠期应每4~6周评估一次。
- 如哮喘症状未能有效控制,在排除吸入技术或依从性不佳以及急性发作危险因素后,可进行升级治疗。升级治疗策略,见表3-11。
- 当哮喘症状控制且肺功能稳定至少3个月后,可考虑降级。降级治疗策略,见表3-12。

表 3-12 哮喘的降级治疗策略

当前级别	当前治疗方案	降级方案选择	证据等级
第 5 级	高剂量 ICS/LABA 加 OCS	▪ 继续高剂量 ICS/LABA 且减少 OCS	D
		▪ 或根据诱导痰中嗜酸性粒细胞计数减少 OCS	B
		▪ 或隔日 OCS	D
		▪ 或高剂量 ICS 替代 OCS	D
	高剂量 ICS/LABA 加其他药物	▪ 按专家建议	D
第 4 级	中/高剂量 ICS/LABA 维持治疗	▪ 继续 ICS/LABA,减少 50% ICS	B
		▪ 或停用 LABA	A
	中剂量 ICS/福莫特罗维持和缓解治疗	▪ 减少 ICS/福莫特罗至低剂量维持用量,继续按需使用 ICS/福莫特罗作为缓解治疗	D
	高剂量 ICS 加第二控制药物	▪ 减少 50% ICS,继续保留第二控制药物	B
第 3 级	低剂量 ICS/LABA 维持治疗	▪ ICS/LABA 减至每天 1 次	D
		▪ 或停用 LABA	A
	低剂量 ICS/福莫特罗维持和缓解治疗	▪ 维持 ICS/福莫特罗至每天 1 次,继续按需使用 ICS/LABA 作为缓解治疗	C
	中/高剂量 ICS	▪ 减少 50% ICS	B

续表

当前级别	当前治行方案	降级方案选择	证据等级
第 2 级	低剂量 ICS	■ 减至每天 1 次（布地奈德、环索奈德、糠酸莫米松）	A
		■ 或转为按需低剂量 ICS/ 福莫特罗	A
		■ 或加用 LTRA，减少 ICS 剂量	B
		■ 或降级为按需 ICS 联合 SABA	—
	低剂量 ICS 或 LTRA	■ 转为按需低剂量 ICS/ 福莫特罗	A
		■ 不建议成人和青少年患者完全停用 ICS	A

急性发作期哮喘评估

哮喘急性发作是指患者喘息、气急、胸闷、咳嗽等症状突然发生,或原有症状加重,常有呼吸困难,以呼气流量降低为特征,常因接触变应原、刺激物或呼吸道感染诱发。

急性发作期哮喘的病情严重程度可分为轻度、中度、重度和危重度4级,见表3-13。

急性发作期哮喘药物治疗策略

急性发作期哮喘的治疗目标是尽快缓解气道痉挛,纠正低氧血症,恢复肺功能,预防进一步恶化或再次发作,并防治并发症。

轻度和部分中度急性发作期哮喘患者可按照医师或药师制定的"哮喘行动计划"进行自我管理,自我管理策略见表3-14。"哮喘行动计划"的药物调整策略,见表3-15。"哮喘行动计划"可帮助患者正确识别和应对急性发作。"哮喘行动计划"模板见附录中附表3-3。

若病情好转,患者应在1~2周内前往医院随访,完善"哮喘行动计划",评估控制水平,查找急性发作风险因素,并调整控制治疗方案;若治疗48小时后效果不佳或突然恶化,应及时就医。

急性发作期哮喘的药物治疗策略,见表3-16、表3-17、表3-18。

急性发作期哮喘的常用治疗药物有两类,即支气管扩张剂(SABA、SAMA、茶碱类)和糖皮质激素(吸入性糖皮质激素、全身性糖皮质激素)。

表3-13　急性发作期哮喘的病情严重程度分级

临床特点	轻度	中度	重度	危重度
引发气短的活动	步行,上楼时	稍事活动	休息时	—
体位	可平卧	喜坐位	端坐呼吸	—
讲话方式	连续成句	单句	单词	不能讲话
出汗	无	有	大汗淋漓	—
呼吸频率	轻度增加	增加	常>30次/min	—
哮鸣音	散在,呼吸末期	响亮,弥散	响亮,弥散	减弱乃至无
脉率/(次/min)	<100	100~120	>120	脉率变慢或不规则
奇脉ᵃ	无,<10mmHg	可有,10~25mmHg	常有,10~25mmHg(成人)	无,提示呼吸肌疲劳
最初支气管扩张剂治疗后PEF占预计值或个人最佳值%	>80%	60%~80%	<60% 或 PEF<100L/min 或药物作用时间<2小时	—
PaO_2/mmHg(吸空气)	正常	≥60	<60	<60
$PaCO_2$/mmHg	<45	≤45	>45	>45
SaO_2%(吸空气)	>90	90~95	≤90	≤90
pH	—	—	—	降低

注:只要符合某一严重程度的某些指标,而不需满足全部指标,即可提示为该级别的急性发作;1mmHg=0.133kPa;PEF,peak expiratory flow,呼气流量峰值。
ᵃ在安静吸气时,正常人的收缩压通常会下降,如果吸气期收缩压较呼气时降幅>10mmHg,这种情况称之为奇脉,可见于心脏压塞、严重急性哮喘等疾病。

表 3-14 急性发作期哮喘的患者自我管理策略

哮喘严重程度	自我管理策略
轻、中度哮喘急性发作	■ 增加缓解药物用量,并尽早增加控制药物用量 [a]
按上述方案治疗 2~3 天后症状未改善,PEF 或 FEV_1 占预计值或个人最佳值的百分率 <60%	■ 启动口服泼尼松龙 40~50mg/d [a] ■ 1~2 天后疗效不佳,PEF 下降 >20% 达 2 天以上,立即就医

注: [a] 患者具体治疗策略参照个体化制订的"哮喘行动计划";"哮喘行动计划"的药物调整策略,见表 3-15。

表 3-15 "哮喘行动计划"的药物调整策略

当前用药调整思路	1~2 周内具体药物调整策略	证据级别
增加缓解药物		
■ 低剂量 ICS/ 福莫特罗 [a]	■ 增加使用频次	A
■ SABA	■ 增加使用频次	A
	■ 并使用压力定量吸入剂 + 储雾罐	A
增加控制药物		
■ ICS/ 福莫特罗同时作为控制和缓解药物	■ 继续使用 ICS/ 福莫特罗作为控制药物,并根据需要,增加作为缓解药物时 ICS/ 福莫特罗的用量	A
■ 维持 ICS 并使用 SABA 作为缓解药物	■ ICS 增加到 4 倍用量	B
■ 维持 ICS/ 福莫特罗并使用 SABA 作为缓解药物	■ ICS 增加到 4 倍用量	B
■ 维持 ICS 并加用其他 LABA(除福莫特罗外),同时使用 SABA 作为缓解药物	■ 将 ICS/LABA(除福莫特罗外)增加到更高剂量,或加用另一种 ICS,使得治疗方案中的 ICS 增加到 4 倍用量	D

续表

当前用药调整思路	1~2 周内具体药物调整策略	证据级别
加用 OCS 并联系医生		
OCS（泼尼松或泼尼松龙）	■ 当病情严重恶化或治疗 48 小时后疗效不佳[a]，可在医生的指导下加用 OCS[b]	A
	■ OCS：泼尼松龙 40~50mg/d，疗程 5~7 天	D
	■ 若 OCS 疗程 <2 周，不需缓慢减量	B

注：[a] 目前证据均来自布地奈德 / 福莫特罗。

[b] 推荐早晨服用 OCS；福莫特罗最大日剂量 72μg。

表 3-16 急性发作期哮喘的门诊药物治疗策略

哮喘严重程度	发作时间	治疗策略
轻度至中度	小于 1 小时	■ SABA：定量气雾剂 + 储雾罐吸入沙丁胺醇 4~10 揿，每 20 分钟重复 1 次，直至症状改善
		■ 或 OCS：泼尼松龙 40~50mg/d
	大于 1 小时	■ 按需使用 SABA[a]，并评估 1 小时内疗效[b]
重度至危重度	转诊至急诊或 ICU：在等待或转诊时，给予 SABA、OCS	

注：[a] 沙丁胺醇用量为每 3~4 小时 4~10 揿至每 1~2 小时 6~10 揿或更多。

[b] 若疗效良好，则离院治疗，否则转诊至急诊或 ICU。

表 3-17 急性发作期哮喘急诊和 ICU 药物治疗策略

治疗场所	严重程度	治疗策略
急诊	轻度至中度[a]	■ SABA，可考虑联合异丙托溴铵
		■ 中度发作尽早给予全身性糖皮质激素，首选 OCS，如泼尼松龙 50mg/d

续表

治疗场所	严重程度	治疗策略
急诊	重度[a]	■ SABA,可联合异丙托溴铵 ■ 重度发作尽早给予全身性糖皮质激素,首选 OCS,如泼尼松龙 50mg/d ■ 可考虑高剂量 ICS
ICU	危重度	除上述药物外,给予无创机械通气;无创机械通气无效,则尽早行气管插管机械通气

注:[a] 急诊初始治疗 1 小时后连续评估疗效,若持续恶化,按重度治疗并评估是否转入 ICU;若症状改善及 FEV_1 或 PEF 恢复到 60%~80% 预计值或个人最佳值可考虑离院,否则继续上述治疗并连续评估。

表 3-18　急性发作期哮喘的离院药物治疗策略

临床情况		治疗策略
离(出)院前评估	症状	■ 好转,不需使用 SABA
	PEF	■ 恢复到 60%~80% 预计值或个人最佳值
	SaO_2	■ >90%(不吸氧)
离(出)院后治疗	缓解药物	■ 按需使用
	控制药物	■ 开始或升级治疗;提高吸入技术和依从性
	OCS	■ 连续使用 5~7 天
	随访时间	■ 2~7 天
随访	缓解药物	■ 逐渐减量至按需使用
	控制药物	■ 根据患者急性发作的危险因素,继续使用 1~2 周或 3 个月较高剂量的控制药物
	危险因素	■ 检查和纠正急性发作的危险因素,如吸入技术或依从性
	"哮喘行动计划"	■ 检验患者是否理解、使用是否正确,以及是否需要调整用药方案

妊娠期哮喘药物治疗策略

妊娠期哮喘是指女性妊娠期间出现的哮喘。4%~8%的孕妇患有哮喘,1/3哮喘患者因妊娠而加重,多发生在妊娠第24~36周。

妊娠期哮喘控制不佳不仅影响孕妇,还影响胎儿,未控制的妊娠期哮喘会导致孕妇发生子痫或妊娠高血压综合征(简称妊高征),还可增加围产期病死率、早产率和低体重儿的发生率。密切监测、全面评估、综合管理并规范治疗,对妊娠期哮喘的治疗非常重要。

妊娠期哮喘管理

妊娠期哮喘治疗原则与非妊娠期哮喘相同,根据病情严重程度及控制水平调整治疗方案,遵循升级和降级的治疗原则。基于妊娠期安全性考虑,首先,药物选择要更加慎重;其次,哮喘控制应更加严格。为减少哮喘症状的反复或哮喘急性发作给孕妇和胎儿带来的负面影响,妊娠期哮喘更需要全程化的管理,见表3-19。

表3-19　妊娠期哮喘全程化管理策略

分类	原则	策略
家庭处理	■ 早期识别哮喘急性发作,监测 PEF(是否 PEF 下降 >20%),监测胎儿的活跃度(单位时间内胎动次数是否逐渐减少) ■ 急性发作初期可自行处理,具体方法见表3-14	■ 若症状很快消失、PEF 占个人最佳值百分率 >80% 及胎动恢复提示治疗有效,可进一步就诊调整治疗方案 ■ 若经上述处理,PEF 及胎动两者任一方面缓解不佳或加重,均需立即急诊就诊

分类	原则	策略
医院治疗	■ 避免孕妇和胎儿缺氧，快速缓解哮喘症状，具体方法同急性发作期哮喘的药物治疗策略，见表3-16、表3-17	■ 所有孕妇均应吸氧，持续进行孕妇 SpO_2 和胎儿监测，保持 $SpO_2 \geqslant 95\%$ ■ 给予 SABA 和 ICS，反应不佳者加用 OCS，伴呼吸衰竭者尽早用静脉糖皮质激素，联合 SABA+SAMA 射流雾化吸入 ■ 监测脉率、辅助呼吸的参与、喘息症状等，同时进行 FEV_1 或 PEF 及胎儿监测

注：SpO_2，percutaneous arterial oxygen saturation，经皮动脉血氧饱和度。

妊娠期哮喘治疗药物风险分级

虽然妊娠期用药的安全性受到广泛关注，但是积极治疗妊娠期哮喘的优点显著超过缓解药物和控制药物的潜在风险。因此，使用药物来达到良好的哮喘症状控制和防止哮喘急性加重是合理的，即使这些药物在妊娠期间的安全性没有得到明确的证明。使用 ICS、β_2 受体激动剂、孟鲁司特或茶碱，并不增加胎儿异常的风险。

哺乳期哮喘药物治疗策略

所有药物均可不同程度地转运至乳汁，大多数药物在乳汁中的药量平均不到母亲摄入量的1%，但由于乳儿的胃肠道、肝、肾功能发育不健全，导致其对某些药物具有高度敏感性和较差的耐受性，依然可能引发药物不良反应。

哺乳期哮喘的药物治疗方案，不仅要根据哮喘严重程度及控制情况来选择，还需考虑药物对乳儿的安全性，可参考哺乳期药物分级及乳汁分泌情况进行药物选择。

哺乳期药物分级多采用 Hale 博士提出的 5 级分类：L1 最安全（safest），L2 较安全（safer），L3 中等安全（moderately safe），L4 可能危险（possibly hazardous），L5 禁忌（contraindication）。常用平喘药物哺乳期安全性分级，见附录中的附表 1-2。

📖 案例

案例 1	
基本资料	男性，51 岁
主诉	反复气喘发作 3 个月余，活动后加剧
现病史	4 年前患者食用海鲜后出现气喘，此后经常发作，一般冬春季出现。近 3 个月来，患者气喘有所加重，每周都有气喘发作，活动后明显，偶尔有夜间发作
既往史	无特殊
体格检查	听诊：双肺可闻及散在哮鸣音
辅助检查	肺功能示：FEV_1（第一秒用力呼气量）为预计值的 82% 支气管激发试验阳性
既往用药史	沙丁胺醇气雾剂
诊断	支气管哮喘（轻度持续）

Question　如何给该患者选择具体治疗方案？

该患者 51 岁，3 个月来每周都有气喘发作，且活动后明显加剧，偶尔有夜间发作，诊断为"支气管哮喘（轻度持续）"。

由于患者使用的缓解药物 SABA 沙丁胺醇气雾剂已无法有效控制哮喘，对照本章节"表 3-11 哮喘升级治疗（阶梯式治疗）策略"，建议药物治疗方案为：

控制药物：首选低剂量 ICS 或按需低剂量 ICS/ 福莫特罗；

可选 LTRA 或低剂量 ICS。具体可选药物,见表 3-7。

　　缓解药物:首选按需低剂量 ICS/ 福莫特罗,可选按需使用 SABA。具体可选药物,见表 3-8。

　　该方案还可根据本书"慢性呼吸道疾病药物治疗策略检索图"中"成人支气管哮喘→非急性发作期哮喘的评估→病情严重程度的分级→随访策略→无法有效控制→表 3-11 哮喘升级治疗(阶梯式治疗)策略"查到。

案例 2	
基本资料	女,50 岁
主诉	反复气喘发作 5 年,加重 2 天
现病史	5 年前,患者无明显诱因出现气喘症状,之后反复发作,春秋季节多见。2 天前,患者受凉后出现胸闷气喘、口唇发绀、烦躁不安
既往史	患者无其他基础疾病,对海鲜和花粉过敏,无烟、酒等不良嗜好
体格检查	听诊:呼吸 31 次 /min,双肺弥漫性响亮哮鸣音,心率 125 次 /min,律齐
辅助检查	血氧饱和度:83%;血气分析(吸空气):pH 7.37,$PaCO_2$ 45mmHg,PaO_2 50mmHg;肺功能:FEV_1 为预计值的 55%;支气管激发试验阳性
既往用药史	1 年来规律使用布地奈德 / 福莫特罗粉吸入剂 160μg/4.5μg 2 吸 b.i.d. 吸入 噻托溴铵粉吸入剂 18μg 1 吸 q.d. 吸入
诊断	支气管哮喘急性发作(重度)
诊治过程	患者入急诊后予以醋酸泼尼松片 50mg q.d. 口服;布地奈德 1.0mg + 硫酸特布他林 5.0mg + 异丙托溴铵 500μg b.i.d. 雾化吸入

Question1 该患者哮喘急性发作的治疗方案是否合理?

该患者 50 岁,反复阵发性喘息 5 年,加重 2 天,呼吸 31 次 /min,心率 125 次 /min,双肺弥漫性响亮哮鸣音,$PaCO_2$ 45mmHg,PaO_2 50mmHg,FEV_1 为预计值的 55%,根据"表 3-13 急性发作期哮喘的病情严重程度分级",患者病情为"支气管哮喘急性发作(重度)"。

根据本章节"表 3-17 急性发作期哮喘急诊和 ICU 药物治疗策略",应调整用药方案为:SABA 联合异丙托溴铵吸入,同时口服 OCS,必要时可考虑高剂量 ICS。

因此,该患者吸氧并检测血氧饱和度的同时进行药物治疗:OCS 醋酸泼尼松片 50mg q.d. 口服;SABA 硫酸特布他林 5.0mg + 异丙托溴铵 500μg + ICS 布地奈德 1.0mg b.i.d. 雾化吸入是合理的。

该方案还可根据本书"慢性呼吸道疾病药物治疗策略检索图"中"成人支气管哮喘→急性发作期哮喘的评估→急性发作期哮喘药物治疗策略→中重度急性发作→医院就诊→表 3-17 急性发作期哮喘急诊和 ICU 药物治疗策略"查到。

Question2 如何给该患者选择离院治疗方案?

患者治疗数日后,病情稳定,拟离院。

对照"表 3-18 急性发作期哮喘的离院药物治疗策略",离院后治疗药物应按需使用缓解药物;开始或升级使用控制药物,同时提高吸入技术和依从性;连续使用 OCS(泼尼松龙)5~7 天。

该患者 1 年前开始规律吸入低剂量布地奈德 / 福莫特罗粉吸入剂 160μg/4.5μg 2 吸 b.i.d. + 噻托溴铵粉吸入剂 18μg 1 吸 q.d.。对照本章节"表 3-11 哮喘升级治疗(阶梯式治疗)策略",该方案为第 4 级治疗方案,但患者症状仍反复发作。在确认患者不存在依从性差以及吸入技术不到位的前提下,将治疗方案升级至第 5 级。

因此,该患者的治疗方案应调整为:提高控制药物布地奈德 /

福莫特罗粉吸入剂使用剂量,调整为320μg/9μg 2吸 b.i.d. 吸入;同时该药可作为缓解药物按需使用;继续使用噻托溴铵粉吸入剂18μg 1吸 q.d. 吸入,加用OCS醋酸泼尼松片20mg q.d. 口服×7天,一周后门诊随访,评估哮喘控制情况,必要时调整治疗方案。

该方案还可根据本书"慢性呼吸道疾病药物治疗策略检索图"中"成人支气管哮喘→急性发作期哮喘的评估→急性发作期哮喘药物治疗策略→中重度急性发作→医院就诊→表3-18急性发作期哮喘的离院药物治疗策略结合表3-11哮喘升级治疗(阶梯式治疗)策略"查到。

参考文献

［1］BATEMAN E D, HURD S S, BARNES P J, et al. Global strategy for asthma management and prevention: GINA executive summary. Eur Respir J, 2008, 31 (1): 143-178.

［2］中华医学会呼吸病学分会哮喘学组. 支气管哮喘防治指南(2016年版). 中华结核和呼吸杂志, 2016, 39 (9): 675-697.

［3］REDDEL H K, TAYLOR D R, BATEMAN E D, et al. An official American Thoracic Society/European Respiratory Society statement: asthma control and exacerbations: standardizing endpoints for clinical asthma trials and clinical practice. Am J Respir Crit Care Med, 2009, 180 (1): 59-99.

［4］中华医学会呼吸病学分会哮喘学组, 中国哮喘联盟. 支气管哮喘急性发作评估及处理中国专家共识. 中华内科杂志, 2018 (1): 4-14.

［5］ICHINOSE M, SUGIURA H, NAGASE H, et al. Japanese guidelines for adult asthma 2017. Allergol Int, 2017, 66 (2): 163-189.

［6］National Asthma Council Australia. National Asthma Council Australia, Australian Asthma Handbook, Version 1. 2. Melbourne: National Asthma Council Australia. (2019-4-4) [2020-9-18]. http://www. asthmahandbook. org. au.

[7] Global Initiative for Asthma (GINA). Global Strategy for Asthma Management and Prevention: Global Initiative for Asthma 2020. (2020-4-6) [2020-9-18]. http://www. ginasthma. org/.

第二节 儿童支气管哮喘防治策略

支气管哮喘(简称哮喘)是儿童时期最常见的慢性气道疾病。近30年来,我国儿童哮喘的患病率呈明显上升趋势。1990年全国城市14岁以下儿童哮喘的累计患病率为1.09%,2000年为1.97%,2010年为3.02%。哮喘严重影响儿童的身心健康,也给家庭和社会带来沉重的精神和经济负担。

根据临床表现,儿童哮喘分为非急性发作期、急性发作期。

非急性发作期哮喘评估

此阶段的评估主要是哮喘控制水平的评估,包括目前哮喘症状控制水平的评估(见表3-20、表3-21)和预后不良的危险因素的评估,后者的评估项目包括未来哮喘急性发作的危险因素(见表3-4)、发展为不可逆性气流受限的危险因素(见表3-5)及发生药物不良反应的危险因素(见表3-6)。

表 3-20 >5岁儿童哮喘症状控制水平分级

评估项目[a]	良好控制	部分控制	未控制
A. 日间症状 >2 次 /w			
B. 夜间因哮喘憋醒			
C. 应急 SABA 缓解药物使用 >2 次 /w	无	存在 1~2 项	存在 3~4 项
D. 因哮喘出现活动受限			

注:[a] 用于评估近 4 周的哮喘症状。

表 3-21　≤ 5 岁儿童哮喘症状控制水平分级

评估项目[a]	良好控制	部分控制	未控制
A. 持续至少数分钟的日间症状 >1 次 /w			
B. 夜间因哮喘憋醒			
C. 应急缓解药物使用 >1 次 /w	无	存在 1~2 项	存在 3~4 项
D. 因哮喘出现活动受限(较其他儿童跑步 / 玩耍减少,步行 / 玩耍时容易疲劳)			

注:[a] 用于评估近 4 周的哮喘症状。

非急性发作期哮喘药物治疗策略

儿童非急性发作期哮喘的治疗根据年龄不同,其长期治疗方案有所差异:12 岁及以上青少年的治疗策略与成人哮喘一致,6~11 岁患儿设置 5 级治疗,≤ 5 岁患儿设置 4 级治疗。

>5 岁儿童哮喘的长期治疗方案

儿童哮喘的长期治疗包括非药物干预和药物干预两部分。药物干预包括以 β_2 受体激动剂为代表的缓解药物和以 ICS 及白三烯受体拮抗剂为代表的抗炎药物。缓解药物依据症状按需使用,抗炎药物作为控制治疗需持续使用,并适时调整剂量。ICS/LABA 联合治疗是该年龄儿童哮喘控制不佳时的优选升级方案,6~11 岁儿童方案见图 3-1,≥ 12 岁青少年方案见图 3-2。

≤ 5 岁儿童哮喘的长期治疗方案

最有效的治疗药物 ICS,对大多数患儿推荐使用低剂量作为初始控制治疗。如果低剂量 ICS 不能控制症状,优选考虑增加 ICS 剂量。无法应用或不愿使用 ICS,或伴变应性鼻炎的患儿可选用白三烯受体拮抗剂(leukotriene receptor antagonist,LTRA)。吸入性长效 β_2 受体激动剂(LABA)或联合制剂尚未在

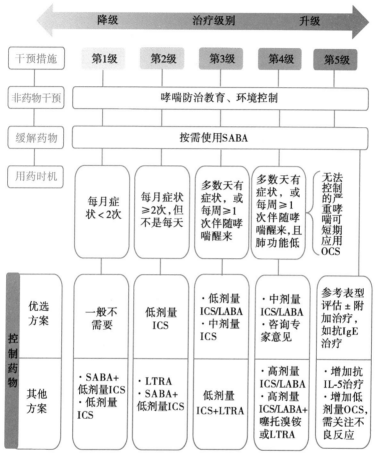

图 3-1　6~11 岁儿童哮喘的长期治疗方案

5 岁及以下儿童中进行充分的研究。对于 ≤ 5 岁儿童的哮喘长期治疗，除了长期使用 ICS 和 / 或 LTRA，结合依从性和安全性因素，部分间歇发作或轻度持续哮喘患儿可按需间歇使用高剂量 ICS/SABA，具体见图 3-3。

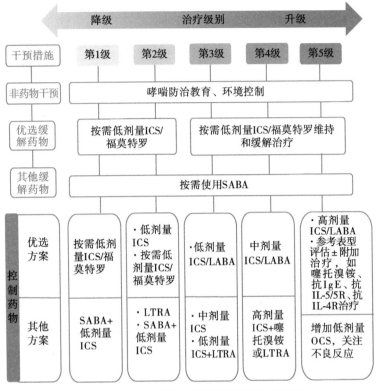

图3-2 ≥ 12岁青少年哮喘的长期治疗方案

长期控制治疗药物

ICS

ICS是哮喘长期控制的首选药物,可有效控制哮喘症状。每天规律使用ICS治疗学龄儿童哮喘的临床疗效优于间歇性使用或按需使用ICS。主要的药物有丙酸倍氯米松、布地奈德和丙酸氟替卡松,每天吸入100~200μg布地奈德或其他等效剂量的ICS可使大部分患儿哮喘得到控制。12岁以上青少年常用吸入性糖皮质激素使用剂量同成人,见表3-10。6~11岁儿童常

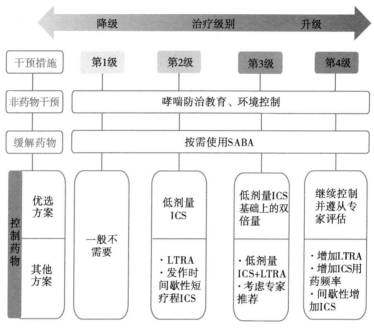

图 3-3　≤ 5 岁儿童哮喘的长期治疗方案

用吸入性糖皮质激素每天剂量换算见表 3-22，≤ 5 岁儿童吸入性糖皮质激素每天剂量见表 3-23。

表 3-22　6~11 岁儿童常用吸入性糖皮质激素
每天剂量换算（单位：μg）

药物	低剂量	中剂量	高剂量
二丙酸倍氯米松（pMDI，标准颗粒，HFA）	100~200	200~400	>400
二丙酸倍氯米松（pMDI，超细颗粒，HFA）	50~100	100~200	>200
布地奈德（DPI）	100~200	200~400	>400

续表

药物	低剂量	中剂量	高剂量
布地奈德（喷雾）	250~500	500~1 000	>1 000
环索奈德（pMDI，超细颗粒，HFA）	80	80~160	>160
糠酸氟替卡松（DPI）	50	50	不适用
丙酸氟替卡松（DPI）	50~100	100~200	>200
丙酸氟替卡松（pMDI，标准颗粒，HFA）	50~100	100~200	>200
糠酸莫米松（pMDI，标准颗粒，HFA）	100	100	200

注：此剂量非各药物间的等效剂量，仅代表各种 ICS "低""中"和"高"剂量的推荐剂量。

CFC，chlorofluorocarbon，氯氟烃（氟利昂）；HFA，hydrofluoroalkane，氢氟烷抛射剂；DPI，dry powder inhalation，干粉吸入剂；pMDI，pressurized metered dose inhalation，压力定量吸入剂。

表 3-23　≤ 5 岁儿童吸入性糖皮质激素每天剂量（单位：μg）[a]

药品名称	每天低剂量
二丙酸倍氯米松（pMDI，超细颗粒，HFA）	100（5 岁及以上）
	50（5 岁及以上）
布地奈德雾化	500（1 岁以上）
丙酸氟替卡松（pMDI，标准颗粒，HFA）	50（4 岁及以上）
丙酸氟替卡松（DPI）	5 岁及以下儿童研究不充分
糠酸莫米松（pMDI，超细颗粒，HFA）	100（5 岁及以上）
环索奈德（pMDI，超细颗粒，HFA）	5 岁及以下儿童研究不充分

注：pMDI，pressurized metered dose inhalation，压力定量吸入剂；DPI，dry powder inhalation，干粉吸入剂；HFA，hydrofluoroalkane，氢氟烷抛射剂。

[a] 此剂量为相对安全剂量。

　　ICS 长期应用对哮喘儿童生长发育的影响一直是临床医生和家长关心的话题。国内外研究均指出，长期研究并未显示低剂量 ICS 治疗对儿童生长发育、骨质代谢、下丘脑 - 垂体 - 肾上腺轴有明显的抑制作用。对儿童哮喘的长期管理均强调 ICS 与长效支气管扩张剂或 LTRA 联合治疗,并按阶梯治疗原则逐渐减量,以所需的最低剂量 ICS（布地奈德 100~200μg/d 或其他等效 ICS）长期维持,临床实践过程中需注意长期管理、规范治疗,以达到低剂量 ICS 维持哮喘良好控制的目标,并定期监测患儿身高。

研究表明,相比低剂量 ICS,在儿童期使用较高剂量 ICS 对生长发育的确有一定影响。因此,不建议长期使用高剂量 ICS 治疗儿童哮喘。但与严重哮喘带来的风险相比,ICS 对身高影响的作用更小。

LTRA

LTRA 是除 ICS 外,唯一可单独用于轻度持续哮喘长期治疗的药物,也常常与 ICS 联合用于中重度哮喘的长期治疗。临床常用的药物为孟鲁司特钠,具体用法用量,见表 3-24。

表 3-24　不同年龄儿童 LTRA 用法用量

药品名称	年龄	给药剂量及频次
孟鲁司特钠片	≥ 15 岁	10mg q.n.
	6~14 岁	5mg q.n.
	2~5 岁	4mg q.n.
孟鲁司特钠颗粒剂	1 岁以上儿童	4mg q.n.

注:2020 年,美国 FDA 官网对孟鲁司特钠发布黑框警告,强调其中枢神经系统的不良反应。因此,用药期间需按规范使用,且做好患儿的药学监护,关注患儿是否有情绪或行为的改变,并鉴别是否为药物的不良反应。

吸入 LABA

主要代表药物为沙美特罗和福莫特罗。LABA 主要用于经中等剂量 ICS 仍无法完全控制的 ≥ 6 岁儿童哮喘的联合控制治疗,不推荐单独使用,且<6岁儿童使用LABA的安全性和有效性资料有限。

口服 LABA

口服 LABA 的主要代表药物为盐酸丙卡特罗、班布特罗。SABA 中,沙丁胺醇控释片、特布他林控释片因为剂型因素,也可发挥长效作用。上述药物可明显减轻哮喘的夜间症状,但由于在儿童患者中有潜在的心血管、神经肌肉系统不良反应,一般不主张用于儿童哮喘的长期控制治疗,见表 3-25。

由于口服 β_2 受体激动剂(长效或短效)对运动诱发性支气管痉挛几乎无预防作用,不用于预防运动性支气管哮喘。可给予患者吸入 SABA 预防运动性哮喘。

表 3-25　不同年龄儿童口服 LABA 给药方案

药品名称	起效时间	半衰期	年龄	给药剂量及频次
盐酸丙卡特罗片	口服 15~30 分钟起效	8.4 小时	<6 岁	1.25μg/kg,每天 1~2 次
			≥6 岁	25μg 或 5ml,每 12 小时 1 次
班布特罗溶液	—	13 小时	2~5 岁	5mg 或 5ml,每晚 1 次
			6~12 岁	10mg 或 10ml,每晚 1 次

茶碱类药物

茶碱类药物与糖皮质激素联合用于中重度哮喘的长期控制,有助于哮喘控制、减少糖皮质激素剂量。但茶碱类药物的疗效不如低剂量 ICS,且副作用多、治疗窗窄。每天用药剂量超过 10mg/(kg·d)时,建议测定血药浓度,控制治疗浓度为 5~10mg/L。最好使用缓、控释制剂,保持血药浓度稳定。茶碱与其他药物相互作用也较多,联合使用时需注意:如与大环内酯类抗生素、喹诺酮类药物及西咪替丁联用可增加茶碱类药物血清浓度。

考虑到茶碱类药物的有效性和毒副作用,一般不推荐用于儿童哮喘的长期控制治疗。

全身性糖皮质激素

长期口服糖皮质激素仅适用于重症未控制的哮喘患儿,尤其是糖皮质激素依赖型哮喘。对于生长发育的儿童应选择较低有效剂量,关注其不良反应,尽量避免长期使用。

抗 IgE 抗体

仅适用于血清 IgE 明显增高,高剂量 ICS 和 LABA 无法控制的 ≥ 6 岁重度持续性过敏性哮喘患儿。

急性发作期哮喘评估

急性发作期哮喘指患者突然发生喘息、咳嗽、气促、胸闷等症状,或原有症状加剧。根据急性发作时的症状、体征、肺功能以及血氧饱和度等情况,进行哮喘急性发作严重程度的分级。具体分级标准: ≥ 6 岁儿童,见表 3-26 ; <6 岁儿童,见表 3-27。

表 3-26　≥ 6 岁儿童哮喘急性发作严重程度分级 [a]

临床特点	轻度	中度	重度	危重度
引发气短的运动	走路时	说话时	休息时	呼吸不整
体位	可平卧	喜坐位	前弓位	不定
讲话方式	能成句	成短句	说单字	难以说话
精神意识	可有焦虑、烦躁	常焦虑、烦躁	常焦虑、烦躁	嗜睡、意识模糊
辅助呼吸活动及三凹征	常无	可有	通常有	胸腹反常运动
哮鸣音	散在,呼气末期	响亮、弥漫	响亮、弥漫、双相	减弱乃至消失

续表

临床特点	轻度	中度	重度	危重度
脉率	略增加	增加	明显增加	减慢或不规则
PEF 占正常预计值或本人最佳值的百分数	SABA 治疗后:>80%	SABA 治疗前:50%~80% SABA 治疗后:60%~80%	SABA 治疗前:≤50% SABA 治疗后:≤60%	无法完成检查
血氧饱和度(吸空气)	90%~94%	90%~94%	90%	<90%

注:ᵃ 判断急性发作严重程度时,只要存在某项严重程度的指标,即可归入该严重程度等级;幼龄儿童较年长儿和成人更易发生高碳酸血症(低通气)。

表 3-27 <6 岁儿童哮喘急性发作严重程度分级 ᵃ

症状	轻度	重度
精神意识改变	无	焦虑、烦躁、嗜睡或意识不清
血氧饱和度(治疗前)ᵇ	≥92%	<92%
讲话方式ᶜ	能成句	说单字
脉率/(次/min)	<100	>200(0~3 岁) >180(4~5 岁)
发绀	无	可能存在
哮鸣音	存在	减弱,甚至消失

注:ᵃ 判断重度发作时,只要存在一项就可以归入该等级。

ᵇ 血氧饱和度是指在吸氧和使用支气管扩张剂治疗前的测量值。

ᶜ 需要考虑儿童的正常语言发育过程。

急性发作期哮喘药物治疗策略

儿童急性发作期哮喘治疗需根据患儿年龄、发作严重程度及诊疗条件等综合评估来选择合适的治疗方案,并根据治疗反应及时调整。

儿童哮喘急性发作需在第一时间内予以及时恰当的治疗,应正确指导哮喘患儿和 / 或家长在出现哮喘发作征象时及时使用吸入性速效 β_2 受体激动剂,建议使用压力定量吸入剂经储雾罐(单剂给药,连用 3 剂)或雾化吸入方法给药。如治疗后喘息症状未能有效缓解或症状缓解维持时间短于 4 小时,应即刻前往医院治疗,儿童哮喘急性发作的治疗流程,见图 3-4。

短效 β_2 受体激动剂

急性发作期吸入快速起效的短效 β_2 受体激动剂,是儿童哮喘急性发作的首选治疗药物,给药途径以雾化吸入为主。吸入短效 β_2 受体激动剂可达到这一目的。快速起效的 LABA(如福莫特罗)也可用于 ≥ 6 岁哮喘儿童作为缓解药物使用,但需要和 ICS 联合使用。常用短效 β_2 受体激动剂有沙丁胺醇、特布他林,推荐方案见表 3-28。

表 3-28 吸入短效 β_2 受体激动剂给药方式及剂量

药物	给药方式	体重 / 年龄	剂量	给药频次
特布他林或沙丁胺醇	雾化吸入	≤ 20kg	2.5mg	第 1 小时可每 20 分钟 1 次,以后根据病情每 1~4 小时重复吸入
		>20kg	5mg	
	pMDI 经储雾罐吸入	≥ 6 岁 [a]	4~10 喷	
		<6 岁	3~6 喷	

注:pMDI,pressurized metered dose inhalation,压力定量吸入剂。

[a] ≥ 6 岁哮喘儿童可选用快速起效的福莫特罗联合 ICS。

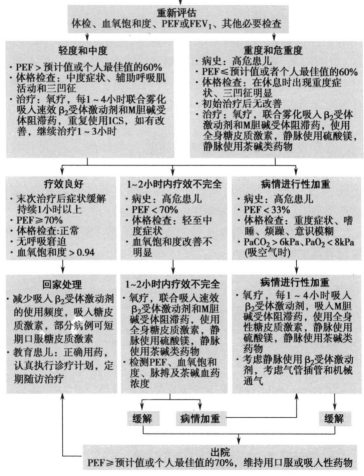

图 3-4　儿童哮喘急性发作的治疗流程图

糖皮质激素

全身性糖皮质激素是治疗儿童哮喘重度发作的一线药物，早期使用可减轻疾病的严重程度，给药后 3~4 小时即可显示明显疗效。根据病情选择口服或静脉给药，也可以联合吸入给药，以减少全身性糖皮质激素剂量。具体见表 3-29。

表 3-29 糖皮质激素用药方案及注意事项

给药途径	用法用量	注意事项
口服	泼尼松或泼尼松龙 1~2mg/(kg·d)，疗程 3~5 天	口服效果良好，副作用较小，但依从性差
静脉	注射用甲泼尼龙 1~2mg/(kg·次)或琥珀酸氢化可的松 5~10mg/(kg·次)	根据病情可间隔 4~8 小时重复使用，当疗程不超过 10 天时，无须减量，可直接停药
雾化吸入	布地奈德混悬液 1mg/次，或丙酸倍氯米松混悬液 0.8mg/次，每 6~8 小时 1 次	早期应用可有助于哮喘急性发作的控制，但病情严重时不能替代全身给药

M 胆碱受体阻滞药

短效 M 胆碱受体阻滞药（short acting M-cholinergic receptor antagonist，SAMA）是儿童哮喘急性发作联合治疗的组成部分，可以增加支气管舒张效应，具体见表 3-30。

表 3-30 吸入用短效 M 胆碱受体阻滞药用药方案

患儿体重	给药剂量	给药间隔
体重 ≤ 20kg	异丙托溴铵每次 250μg	第 1 小时可每 20 分钟吸入 1 次；以后根据病情每 1~4 小时重复吸入
体重 >20kg	异丙托溴铵每次 500μg	

注：若无雾化条件，也可使用 SAMA 气雾剂吸入。

硫酸镁

硫酸镁用于哮喘发作是超说明书用法,存在风险,一般只用于危重哮喘症状的缓解,具体给药方案见表3-31。

表3-31 硫酸镁给药方案

剂量	溶媒	滴注时间	疗程	不良反应	阻滞药物
25~40mg/ (kg·d) (≤2g/d)	10%葡萄糖溶液20ml	缓慢静脉滴注20分钟以上	酌情使用1~3天	可能出现一过性面色潮红、恶心等	若过量,可缓慢静脉注射10%葡萄糖酸钙阻滞

注:2020年GINA指南中不推荐将硫酸镁静脉注射用于哮喘发作常规治疗,只作为危重患者的备选治疗方案。有证据指出,当在20分钟内以2g的单次输注方式给药时,它会减少某些患者的住院率,包括FEV_1小于正常预计值25%~30%的成人、对初始治疗无反应并持续存在低氧血症的成人和儿童,以及经过1小时护理后FEV_1未能达到60%预计值的儿童。

茶碱类药物

茶碱类药物的平喘效应弱于SABA,且治疗窗窄,从有效性和安全性角度来看,一般不推荐使用茶碱类药物。若哮喘经上述药物治疗仍不能控制,可酌情使用并严密监测心电图及血药浓度。以氨茶碱为例,具体见表3-32。

表3-32 氨茶碱给药方案

负荷给药	维持剂量	给药间隔	注意事项
4~6mg/kg (≤250mg) 缓慢静脉滴注20~30分钟	0.7~1mg/(kg·h)	每6~8小时缓慢静脉滴注	如果已口服氨茶碱,则直接使用维持剂量

📖 案例

案例1	
基本资料	男,4岁,身高107cm,体重17kg
主诉	反复气喘4个月,加重3天。治疗3周,症状无明显缓解
现病史	3天前,患儿受凉后出现喘息,夜间明显
既往史	患儿自幼皮肤湿疹。对花粉过敏,无药物过敏史。
家族史	母亲有哮喘病史,父亲有吸烟史
检查	听诊:双肺散在呼气相哮鸣音
既往用药史	1. 布地奈德吸入粉雾剂 100μg×200吸 用法:200μg b.i.d. 吸入 2. 沙丁胺醇气雾剂 100μg×200喷 用法:必要时,100μg吸入
诊断	支气管哮喘急性发作

Question1 处方中的两种吸入装置是否适合该患儿?

该患者4岁,反复气喘4个月,3天前,患儿受凉后出现喘息,夜间明显,加重3天,诊断为"支气管哮喘急性发作"。

患者使用控制药物布地奈德吸入粉雾剂,缓解药物沙丁胺醇气雾剂,治疗3周,症状无明显缓解。吸入疗法的治疗效果与装置的选择和正确使用密切相关。吸入装置的选择,需根据第四章"图4-21吸入剂型的个体化选择路径",选择合适的装置。

对照图4-21选择吸入给药装置时还需考虑患者的吸气流速及其手口协调性。本案例中,4岁患者使用的控制药物布地奈德吸入粉雾剂的装置为干粉吸入器(DPI),需要较高的吸气流速才能将装置中的药粉吸入并在肺部沉降,年幼患者吸力不足,吸气流速较小,达不到理想吸气流速。同时,该患者使用的缓解药物沙丁胺醇经压力定量吸入器(pMDI)给药,虽然不需要较高吸气流速,但吸入时需要按压和吸入同步,对患者的操作要求较高,年幼患者不能掌握操作要领,从而影响疗效。

因此,本案例中的两种吸入装置均不适合该 4 岁患者。

Question2 对于低龄儿童适合选择哪种吸入装置?

吸入装置的选择,需根据第四章图 4-21 吸入给药装置的个体化选择路径,选择合适的装置。

对照图 4-21,选择吸入给药装置时需考虑患者的吸气流速及其手口协调性。

全球支气管哮喘防治倡议(the global initiative for asthma, GINA)2020 推荐 5 岁以下儿童使用吸入药物时选择 pMDI 并配合储雾罐使用。

因此,该 4 岁患儿应选择 pMDI+ 储雾罐给药。

案例2	
基本资料	男,14 岁,身高 152cm,体重 37.5kg
主诉	反复气喘发作十余年,加重 1 周
现病史	10 年前诊断为支气管哮喘,5 年前患者开始不规律吸入沙美特罗 / 替卡松粉吸入剂 50μg/100μg b.i.d.。此后患者每年发作 1~2 次,需住院治疗。患者因哮喘反复发作,已休学 1 年,在家休养。1 周前,无明显诱因下出现胸闷、气喘,并逐渐加重
既往史	否认既往病史
检查	实验室检查:WBC 7.5 × 10⁹/L,N% 52.1%;CRP < 5mg/L;总 IgE 31.4 kU/L;SpO$_2$ 92% 肺功能:FEV$_1$/FVC 69.78%,FEV$_1$ 1.32L,占预计值61.7%,支气管舒张试验阳性
既往用药史	沙美特罗 / 替卡松粉吸入剂 50μg/100μg 1 吸 b.i.d. 吸入。未规律使用
诊断	支气管哮喘急性发作

Question 如何制订该患者哮喘急性发作的治疗方案?

患者 14 岁,反复气喘发作十余年,加重 1 周,5 年前患者开始不规律吸入沙美特罗/替卡松粉吸入剂 50μg/100μg b.i.d.,此后每年发作 1~2 次,需住院治疗。诊断为"支气管哮喘急性发作"。

根据本章节"图 3-4 儿童哮喘急性发作的治疗流程图",确定治疗方案。患者初始治疗应先给予氧疗,使血氧饱和度 >94%,并进行雾化吸入速效 β_2 受体激动剂/高剂量 ICS,1 小时内每 20 分钟 1 次,共 3 次。如无即刻反应,则给予全身性糖皮质激素。随后评估患者反应,制订下一步治疗策略。

该方案还可通过本书"慢性呼吸道疾病药物治疗策略检索图"中"儿童支气管哮喘→急性发作期→严重程度的评估→儿童哮喘急性发作的治疗流程图(图 3-4)"查到。

参考文献

[1] 中华医学会儿科学分会呼吸学组. 儿童支气管哮喘诊断与防治指南 (2016 年版). 中华儿科杂志, 2016, 54 (3): 167-181.

[2] Global Initiative for Asthma. Global Strategy for Asthma Management and Prevention, 2020. [2020-04-06]. www. ginasthma. org.

[3] KELLY H W, STERNBERG A L, LESCHER R, et al. Effect of inhaled glucocorticoids in childhood on adult height. N Engl J Med, 2012, 367 (10): 904-912.

[4] 申昆玲, 邓力, 李云珠, 等. 支气管舒张剂在儿童呼吸道常见疾病中应用的专家共识. 临床儿科杂志, 2015, 33 (4): 373-379.

[5] PRUTEANU A I, CHAUHAN B F, ZHANG L J, et al. Inhaled corticosteroids in children with persistent asthma: dose-response effects on growth. Evid Based Child Health, 2014, 9 (4): 931-1046.

[6] British Thoracic Society, Scottish Intercollegiate Guidelines Network. British guideline on the management of asthma. Thorax, 2014, 69 Suppl 1: 1-192.

[7] 申昆玲, 邓力, 李云珠, 等. 糖皮质激素雾化吸入疗法在儿科应用的

专家共识 (2014 年修订版). 临床儿科杂志 , 2014, 32 (6): 504-511.

[8] 殷勇 , 卢燕鸣 , 乔荆 , 等 . 基层儿童支气管哮喘临床诊治策略——上海市浦东新区 / 奉贤区专家建议 . 中国全科医学 , 2020, 23 (6): 633-648.

第三节　慢性阻塞性肺疾病防治策略

慢性阻塞性肺疾病（chronic obstructive pulmonary disease, COPD）是一种常见的、可以预防和治疗的疾病，以持续呼吸症状和气流受限为特征，通常是由明显暴露于有毒颗粒或气体引起的气道和 / 或肺泡异常反应所导致。COPD 是一种严重危害人类健康的常见病和多发病。据"全球疾病负担研究项目（the Global Burden of Disease Study）"估计，2020 年，COPD 将位居全球死亡原因的第 3 位、世界疾病经济负担的第 5 位。

COPD 分为稳定期 COPD 和急性加重期 COPD（acute exacerbation of chronic obstructive pulmonary disease, AECOPD），临床表现为咳嗽、咳痰、气短和 / 或喘息，急性加重期可伴痰量增多、脓性痰以及发热等。

COPD 稳定期病情评估

根据 COPD 全球倡议（Global Initiative for Chronic Obstructive Lung Disease, GOLD)2020，COPD 稳定期病情严重程度分为 A、B、C、D 四组。确定分组的评估项目有：气流受限的严重程度评估、症状评估及急性加重风险评估。

气流受限的严重程度评估

肺功能检查可确定患者是否存在气流受限。吸入支气管扩张剂后，第一秒用力呼气量（forced expiratory volume in first second, FEV_1）与用力肺活量（forced vital capacity, FVC）的比值低于 0.7，表明持续存在气流受限。

对于 $FEV_1/FVC<0.7$ 的患者,以 FEV_1 占预计值的百分率为分级标准,将 COPD 患者气流受限的严重程度分为 4 级,见表 3-33。

表 3-33 气流受限严重程度的分级

GOLD 分级	气流受限严重程度	FEV_1 占预计值的百分率
GOLD 1 级	轻度	≥ 80%
GOLD 2 级	中度	≥ 50% 且 <80%
GOLD 3 级	重度	≥ 30% 且 <50%
GOLD 4 级	极重度	<30%

注:FEV_1 预计值是将受试者的年龄、身高及体重等参数代入正常预计方程式所得。肺功能检查报告中会给出 FEV_1 预计值。

COPD 症状评估

常用的症状评估问卷有:改良版英国医学研究委员会(modified Medical Research Council,mMRC)呼吸困难量表和 COPD 患者自我评估测试(chronic obstructive pulmonary disease assessment test,CAT)。mMRC 呼吸困难量表侧重于评估患者呼吸困难的严重程度,CAT 则侧重于对患者咳嗽、咳痰、胸闷气喘、体力活动、心理及睡眠等状态的综合评估。两种评估问卷,见表 3-34、表 3-35。

表 3-34 改良版英国医学研究委员会(mMRC)呼吸困难量表

评价等级	症状描述
mMRC 0 级	仅在高强度活动时感到呼吸困难
mMRC 1 级	在平地快步行走或爬缓坡时会有呼吸困难症状
mMRC 2 级	由于呼吸困难比同龄人走得更慢,或常速平地行走时需要停下来呼吸
mMRC 3 级	在平地步行 100m 或数分钟需要停下来呼吸
mMRC 4 级	由于呼吸困难无法离家,或者穿脱衣动作也感到呼吸困难

注:mMRC 分级 ≥ 2 级表明症状较重。

表 3-35 COPD 患者自我评估测试（CAT）

症状描述	分值	症状描述	得分
从不咳嗽	0 1 2 3 4 5	总是在咳嗽	
一点痰也没有	0 1 2 3 4 5	有很多很多痰	
没有任何胸闷的感觉	0 1 2 3 4 5	有很严重的胸闷感觉	
当爬坡或上 1 层楼梯时，没有气喘的感觉	0 1 2 3 4 5	当爬坡或上 1 层楼梯时，感觉严重喘不过气来	
在家里面能够做任何事情	0 1 2 3 4 5	在家里任何事情都很受影响	
尽管患有肺部疾病，但对外出很有信心	0 1 2 3 4 5	由于患有肺部疾病，对离开家一点信心都没有	
睡眠非常好	0 1 2 3 4 5	由于患有肺部疾病，睡眠相当差	
精力旺盛	0 1 2 3 4 5	一点精力都没有	
总分：			

注：数字表示严重程度，从 0~5，逐渐加重。将上述 8 项相加，得到 CAT 评分。CAT 评分 ≥ 10 分表明症状较重。

COPD 急性加重风险评估

可根据肺功能、症状或急性加重病史等指标，预测患者是否存在未来急性加重的风险。COPD 急性加重风险评估，见表 3-36。

表 3-36 COPD 急性加重风险评估

项目	评估指标
肺功能	FEV_1 占预计值的百分率 <50%
症状	mMRC ≥ 2 级或 CAT 评分 ≥ 10 分
急性加重病史	过去 1 年中，中、重度急性加重 ≥ 2 次或因急性加重住院 ≥ 1 次

注：满足以上指标中的任意一项，即表示该患者存在急性加重风险。

稳定期患者病情严重程度分组

根据 mMRC 呼吸困难量表或 CAT 评分结果及过去一年中发生急性加重的次数,将稳定期患者的病情分为 A、B、C、D 四组。稳定期患者病情严重程度分组,见表 3-37。

表 3-37 稳定期患者病情严重程度分组

过去一年中急性加重次数	症状评估情况	病情分组
0~1 次(未导致住院)	mMRC 0~1 级或 CAT 评分 <10 分	A 组
	mMRC ≥ 2 级或 CAT 评分≥ 10 分	B 组
≥ 2 次或至少 1 次住院	mMRC 0~1 级或 CAT 评分 <10 分	C 组
	mMRC ≥ 2 级或 CAT 评分≥ 10 分	D 组

若患者主观症状与气流受限严重程度明显不符,应进行更为详细的评估,如全套肺功能检查、肺部 CT 检查及合并症(如冠状动脉粥样硬化性心脏病)控制情况分析等。有些患者,尽管气流受限严重,但其只承认很轻的症状,可能是由于患者对 COPD 导致的活动受限已逐渐适应。此时,可通过 6 分钟步行试验以确认患者是否处于严重的气流受限状态,从而给予相应的治疗措施。

COPD 稳定期药物治疗策略

COPD 稳定期药物治疗的主要目标是改善症状和降低急性加重风险,减少急性加重的发生频率。药物治疗策略和常用药物,见表 3-38、表 3-39。

表 3-38　COPD 稳定期初始药物治疗策略

病情分组	初始药物治疗策略
A 组	▪ 使用一种支气管扩张剂(SABA、LABA、SAMA、LAMA、茶碱类药物) ▪ 若症状得到改善,继续当前治疗方案 ▪ 若症状改善不明显,换用其他类别的支气管扩张剂
B 组	▪ 使用一种长效支气管扩张剂(LABA 或 LAMA) ▪ 气喘严重者,可考虑使用两种支气管扩张剂,并同时治疗合并症
C 组	▪ 初始治疗应包含一种长效支气管扩张剂,首选 LAMA
D 组	▪ 使用 LAMA 作为初始治疗 ▪ 症状重(CAT 评分 >20 分),特别是呼吸困难和 / 或活动受限明显的患者,可考虑使用 LABA+LAMA 作为初始治疗 ▪ 对于血嗜酸性粒细胞计数 ≥ 300 个 /µl 的患者,可考虑使用 LABA+ICS 作为初始治疗 ▪ 对于有哮喘病史的 COPD 患者,LABA+ICS 可作为首选

注:不论哪组患者,均应备用一种短效支气管扩张剂,以缓解即时发作的气喘症状。

表 3-39　COPD 常用治疗药物

药物类别	主要品种
SABA	沙丁胺醇、特布他林、左旋沙丁胺醇
SAMA	异丙托溴铵、氧托溴铵
LABA	沙美特罗、福莫特罗、茚达特罗、奥达特罗、维兰特罗
LAMA	噻托溴铵、乌美溴铵、格隆溴铵、阿地溴铵、格列溴铵

续表

药物类别	主要品种
LABA+LAMA	福莫特罗 / 阿地溴铵、福莫特罗 / 格隆溴铵、茚达特罗 / 格列溴铵、维兰特罗 / 乌美溴铵、格隆溴铵 / 福莫特罗、奥达特罗 / 噻托溴铵
LABA+ICS	沙美特罗 / 氟替卡松、福莫特罗 / 布地奈德、维兰特罗 / 氟替卡松
LABA+LAMA+ICS	布地奈德 / 格隆溴铵 富马酸福莫特罗、糠酸氟替卡松 / 乌美溴铵 / 维兰特罗
茶碱类药物	氨茶碱、茶碱

稳定期药物治疗的一些重要提示：

- 为及时缓解症状,各组患者均应备有短效支气管扩张剂。
- LAMA 在预防 COPD 急性加重方面优于 LABA。
- 使用含 ICS 的治疗方案时,要警惕 ICS 可能增加肺炎发生风险。
- 应强烈建议和帮助每一位吸烟者戒烟。
- 有严重的遗传性 α_1 抗胰蛋白酶缺乏症(α_1 antitrypsin deficiency,AATD)且已发生肺气肿的患者可能适合行 α_1 抗胰蛋白酶补充治疗(B 级证据)。
- 不建议使用止咳药物(C 级证据)。

COPD 稳定期慢性合并症治疗策略

COPD 患者常伴随慢性合并症,如心血管疾病、内分泌与代谢性疾病及神经精神疾病等。这些慢性合并症增加了 COPD 患者的住院率与死亡率,应监测相关指标并给予治疗。常见慢性合并症的监测见表 3-40。

表 3-40 常见慢性合并症的监测

合并症	监测项目	监测频率
高血压	血压	每周或按需
心功能不全	BNP、NT-proBNP	必要时或按需
心律失常	心电图、24 小时动态心电图	每年 1 次或按需
心律失常/冠心病	心电图、血生化	每年 1 次或按需
高血压/心功能不全/心律失常	心脏超声检查	每年 1 次或按需
糖尿病/高脂血症/高尿酸血症	血生化	每年 1 次
肺栓塞/静脉血栓栓塞症	D-二聚体	必要时或按需
肺栓塞	CTPA	必要时或按需
肺栓塞/静脉血栓栓塞症	下肢静脉超声	必要时或按需
肺炎、肺癌、支气管扩张症、肺结核等	X 线、胸部 CT	每年 1 次
呼吸衰竭	血气分析	必要时或按需
焦虑抑郁	焦虑抑郁量表	每年 1 次
骨质疏松	骨密度	每年 1 次

注:BNP,B type natriuretic peptide,B 型利钠肽;NT-proBNP,N-Terminal pro-brain natriuretic peptide,脑自然肽氨基酸前体蛋白;CTPA,computed tomography pulmonary angiography,CT 肺动脉造影。

总体而言,无论 COPD 还是合并症都应遵循各自疾病的诊疗原则,但也要适时考虑相互之间的影响。当 COPD 与合并症多病同时治疗时,用药尽量从简,减少多药共用时的药物相互作用。尤其在肝、肾功能减退的老年患者中,使用时须谨慎,并通过调整剂量、监测血药浓度、更换药物等措施,尽量减少可能出现的副作用。

慢性合并症治疗中的注意事项,见表 3-41。

表 3-41 慢性合并症治疗中的注意事项

慢性合并症	治疗注意事项
心血管疾病	■ 尽量避免使用非选择性 β 受体拮抗剂,心力衰竭患者尽量选用比索洛尔、美托洛尔等高选择性 $β_1$ 受体拮抗剂 ■ SABA 及茶碱可诱发室性心律失常、心房纤颤等 ■ 祛痰药乙酰半胱氨酸可增强硝酸甘油的扩血管作用而导致较为严重的低血压和头痛 ■ ACEI 可引起药物性干咳及高钾血症 ■ 抗心律失常药胺碘酮可升高茶碱血药浓度
内分泌与代谢疾病	■ 感染控制不佳及应用全身性糖皮质激素引起血糖升高时,可使用胰岛素 ■ 应用全身性糖皮质激素显著增加骨质疏松风险,COPD 急性加重应尽可能避免反复使用全身性糖皮质激素
神经精神疾病	■ 抗精神病药物的使用剂量与 COPD 患者急性呼吸衰竭发生呈正相关,应避免大剂量使用
呼吸系统疾病	■ ICS 可能不适用于长期存在下呼吸道细菌定植、感染和频繁发生急性加重的 COPD 患者 ■ 合并活动性肺结核患者应积极抗结核治疗,注意利福平与糖皮质激素、氨茶碱、抗凝血药、洋地黄类合用时可降低后者药效 ■ 长期使用 ICS 对血嗜酸性粒细胞 <2% 的 COPD 患者有增加肺炎发生的风险
消化系统疾病	■ 对吞咽功能减退的老年患者应尽量避免长期大剂量应用 PPI
急慢性肾病	■ 肾功能衰竭患者应尽量避免长期使用抗感染药物 ■ 建议老年 COPD 合并慢性肾功能衰竭患者定期接种链球菌肺炎疫苗和季节性流感疫苗

注:ACEI,angiotensin converting enzyme inhibitor,血管紧张素转换酶抑制剂;PPI,proton pump inhibitor,质子泵抑制剂。

COPD 稳定期随访策略

COPD 患者一旦开始治疗,应定期进行随访,评估目前的治疗方案是否达到预期目标及是否需要调整。

稳定期随访应遵循"先回顾,后评估,再调整"这一顺序进行。COPD 稳定期随访策略,见表 3-42。

表 3-42 COPD 稳定期随访策略

GOLD 分级	随访频率	随访策略
GOLD 1 级	每 12 个月随访一次	■ 回顾:了解患者对药物治疗的反应,包括是否有呼吸困难、有无发生过急性加重
GOLD 2 级		■ 评估:评估患者吸入技术和依从性,以及非药物疗法的作用
GOLD 3 级	每 6 个月随访一次	■ 调整:判断是否需要调整药物治疗方案,包括方案的升级或降级,更换吸入装置或换用同一类吸入剂中其他药物。调整后,应再次随访,包括监测药物不良反应
GOLD 4 级		

随访期内,若患者病情平稳,则按照原方案继续治疗;若出现呼吸困难或咳喘症状加重,可参照"表 3-43 改善呼吸困难的治疗方案调整策略"进行治疗方案调整。调整前,须考虑当前治疗的主要目标是改善呼吸困难,还是预防急性加重;若两者需兼顾,则使用预防急性加重的治疗方案调整策略,见表 3-44。

表 3-43　改善呼吸困难的治疗方案调整策略

当前治疗方案	调整策略	备注
LABA 或 LAMA	■ LABA + LAMA	
LABA + LAMA LABA + LAMA + ICS	■ 调整吸入装置或吸入剂 ■ 查找其他导致呼吸困难 　的原因 ■ 评估合并症的控制情况	
LABA + ICS	■ LABA + LAMA + ICS	
LABA + ICS LABA + LAMA + ICS	■ LABA + LAMA	满足下列条件之一,可撤除或更换 ICS:发生肺炎;ICS 使用指征不充分;治疗效果不佳;出现与 ICS 相关的不良反应

表 3-44　预防急性加重的治疗方案调整策略

当前治疗方案	调整策略	备注
LABA 或 LAMA	■ LABA + ICS	满足下列条件之一,可采用此调整策略:有哮喘病史;一年中急性加重 1 次,血嗜酸性粒细胞 ≥ 300 个 /μl;过去一年中急性加重 > 2 次或至少 1 次入院,血嗜酸性粒细胞 ≥ 100 个 /μl
LABA 或 LAMA	■ LABA + LAMA	
LABA + ICS LABA + LAMA + ICS	■ LABA + LAMA	满足下列条件之一,可撤除或更换 ICS:发生肺炎;ICS 使用指征不充分;治疗效果不佳;出现与 ICS 相关的不良反应

续表

当前治疗方案	调整策略	备注
LABA + ICS	■ LABA + LAMA + ICS	
LABA + LAMA	■ LABA + LAMA + ICS	血嗜酸性粒细胞≥100 个 /μl,可加用 ICS
	■ 加用罗氟司特	血嗜酸性粒细胞<100 个 /μl,且 FEV$_1$<50% 预计值或发生慢性支气管炎,可加用罗氟司特
	■ 加用阿奇霉素	血嗜酸性粒细胞<100 个 /μl,且既往吸烟者,可加用阿奇霉素
LABA + LAMA + ICS	■ 加用罗氟司特	FEV$_1$<50% 预计值,或发生慢性支气管炎,可加用罗氟司特
	■ 加用阿奇霉素	既往吸烟者,可加用阿奇霉素

COPD 急性加重期诱因评估

COPD 急性加重可由多种因素诱发,最常见的诱因是呼吸道感染。

病毒和 / 或细菌是 COPD 急性加重的重要诱因,可通过咳嗽咳痰的症状、痰量和痰性状、血常规、C 反应蛋白、降钙素原、动脉血气分析和痰病原学检查等来明确急性加重是否与感染有关及急性加重的严重程度。

COPD 急性加重的非感染诱因包括吸烟、空气污染、天气变化、变应原吸入、睡眠不足或活动过量、停用 COPD 药物及外科手术等。

仍有近 30% 的 COPD 急性加重诱因尚不清楚。

COPD 急性加重期病情评估

COPD 急性加重时,患者可发生呼吸衰竭、气胸、水电解质失衡及肝、肾功能损害等并发症,病情严重程度可通过临床表现和医疗干预强度进行评估,见表 3-45、表 3-46。

表 3-45　临床表现与急性加重期病情严重程度评估

严重程度	临床表现
无呼吸衰竭或仅有低氧血症	呼吸频率 20~30 次 /min;无辅助呼吸做功;精神状态正常;文丘里面罩给氧 28%~35% 可改善低氧血症;无 $PaCO_2$ 升高
急性呼吸衰竭——不危及生命	呼吸频率 >30 次 /min;辅助呼吸做功;无精神意识状态改变;文丘里面罩给氧 25%~33% 可改善低氧血症;高二氧化碳血症(即 $PaCO_2$ 相较其基线上升,或升到 50~60mmHg)
急性呼吸衰竭——危及生命	呼吸频率 >30 次 /min;辅助呼吸做功;急性精神意识状态改变;文丘里面罩给氧无法改善低氧血症,或给氧浓度需超过 40%;高二氧化碳血症(即 $PaCO_2$ 相较其基线上升,或升高到 >60mmHg,或存在酸中毒)

注:患者急诊就诊时,如被判断为危及生命的急性加重,则应尽快收住 ICU。

表 3-46　医疗干预强度与急性加重期病情严重程度评估

医疗干预强度	严重程度
仅需使用 SABD,如 SABA 或 SAMA	轻度
需使用 SABD+ 抗感染药物和 / 或口服糖皮质激素	中度
需急诊就诊或住院治疗	重度

注:SABD,short acting bronchodilator,短效支气管扩张剂。

COPD 急性加重期药物治疗策略

COPD 急性加重期的治疗目标是减少急性加重对患者生活的影响,减轻症状,处理诱因和并发症并预防急性加重的再次发生。发生急性加重时,常用的三类药物是:支气管扩张剂、糖皮质激素及抗感染药物。只有存在感染征象时,方有应用抗感染药物的指征。

COPD 急性加重期不同病情严重程度患者的药物治疗策略见表 3-47。

表 3-47　COPD 急性加重期药物治疗策略

药物类别	无呼吸衰竭	不危及生命的呼吸衰竭	危及生命的呼吸衰竭
支气管扩张剂	■ SABA ± SAMA,可加用 LABD	■ 增加 SABD 的剂量和 / 或给药频次 ■ 或 SABA + SAMA ■ 病情稳定时,可考虑使用 LABD	■ SABA + SAMA
糖皮质激素	■ ICS	■ 使用储雾罐或雾化吸入糖皮质激素	
	■ 可使用口服糖皮质激素,推荐泼尼松 30~40mg/d,疗程为 5~7 天(若患者不耐受口服,可给予等效剂量糖皮质激素静脉滴注,疗程为 5~7 天)		
抗感染药物	■ 存在感染征象时,根据当地病原菌耐药情况考虑使用抗感染药物		

注:COPD 急性加重期不推荐使用茶碱类药物(B 级证据)。

SABD,short acting bronchodilator,短效支气管扩张剂。

LABD,long acting brochodilaior,长效支气管扩张剂。

关于抗感染药物使用的一些提示:

■ COPD 急性加重的感染病原体可能是病毒或细菌,抗感染药物在急性加重中的应用仍存在争议。

- 当急性加重伴有呼吸困难加重、痰量增多和痰液变脓三个主要症状时，应给予抗感染药物治疗；有包括痰液变脓在内的两个主要症状或需要无创或有创机械通气时，也应给予抗感染药物治疗。
- 给药途径取决于患者进食能力及抗感染药物的药代动力学特点。
- 危及生命的 COPD 急性加重，抗感染药物可选用阿莫西林克拉维酸钾，呼吸喹诺酮类；如怀疑有铜绿假单胞菌和 / 或其他肠杆菌科细菌感染，可联用环丙沙星和 / 或具有抗铜绿假单胞菌活性的 β- 内酰胺类药物，同时可加用氨基糖苷类药物。
- 推荐的抗感染疗程是 5~7 天。
- 此外，针对 COPD 急性加重期患者出现的水电解质失衡、双下肢静脉血栓、肺栓塞、营养不良及其他并发症，可给予补液、利尿、抗凝、营养支持及其他方面的药物治疗，具体用药视患者的临床状况而定。

COPD 急性加重期呼吸支持治疗策略

进行呼吸支持治疗是 COPD 患者急性加重期治疗中的一个关键部分，包含氧疗、经鼻导管高流量吸氧治疗（high-flow nasal cannula oxygen therapy，HFNC）、无创机械通气（non-invasive ventilation，NIV）及有创机械通气。通过呼吸支持治疗，改善患者的高碳酸血症和低氧血症。

氧疗是 COPD 急性加重期患者住院治疗中的一个关键部分。应调节补充性氧疗使患者的低氧血症改善，血氧饱和度达到 88%~92%。

对于急性低氧血症的呼吸衰竭患者，HFNC 可能作为标准氧疗或无创正压通气（noninvasive positive pressure ventilation，NPPV）的替代措施。

对于没有 NIV 禁忌、伴有急性呼吸衰竭的 COPD 患者选择机械通气时首选 NIV（A 级证据）。

NIV 的指征应包含下列至少一项：

- 呼吸性酸中毒（$PaCO_2 > 45mmHg$）且 $pH \leqslant 7.35$。
- 严重呼吸困难伴有提示呼吸肌疲劳或呼吸肌做功增加（或两者兼备）的征象，如辅助呼吸肌参与做功、胸腹矛盾运动或肋间隙下陷。
- 补充性氧疗无法改善的低氧血症。

有创机械通气的指征应包含下列至少一项：

- 无法耐受 NIV 或 NIV 治疗失败。
- 呼吸或心跳停止后。
- 意识减退，镇静药物无法充分控制的精神运动亢奋。
- 持续呕吐，可致肺部大量误吸。
- 持续存在的气道分泌物排除障碍。
- 对液体复苏及血管加压药物无反应的严重血流动力学不稳。
- 严重的室性或室上性心律失常。
- 无法耐受 NIV，且存在危及生命的低氧血症。

COPD 急性加重期随访策略

患者经历急性加重期住院治疗，出院之后，应进行早期随访与晚期随访。早期随访在出院后 4 周进行，晚期随访在出院后 12 周进行。两种随访的不同点为：早期随访须了解患者体力活动及应对日常生活的能力，晚期随访应安排患者进行肺功能检查。

早期随访与晚期随访均应包含下列内容：

- 评价患者面对日常环境的能力。
- 回顾并理解治疗方案。
- 再次评估吸入技术。

- 再次评估长期氧疗的必要性。
- 用 CAT 或 mMRC 评估患者症状。
- 判断合并症控制情况。

进入稳定期后,遵循 COPD 稳定期随访策略,详见表 3-42。

📖 案例

案例 1	
基本资料	男,82 岁,身高 167cm,体重 52kg
主诉	反复咳嗽、咳痰、气喘 20 余年,加重 1 周余
现病史	8 年前确诊为 COPD,每年因 COPD 急性加重住院 2~3 次,住院期间培养出多重耐药菌,使用过广谱抗感染药物。目前步行 100m 就因气喘严重,需停下来休息。本次发病前一周刚出院。出院当天至本次入院前反复发热,体温最高 38.5℃,伴咳嗽、咳黄脓痰、胸闷、气喘明显,有夜间阵发性呼吸困难,四肢乏力,轻微活动即气喘乏力明显。患者有青霉素、头孢菌素类药物过敏史
既往史	前列腺增生病史半年
检查	意识清醒;呼吸频率 33 次/min;PaO$_2$ 50mmHg;PaCO$_2$ 55mmHg;FEV$_1$ 占预计值 35.3%;血常规:WBC 3.0 × 10^9/L,N 76.5%
既往用药史	沙美特罗替卡松粉吸入剂 50μg/500μg 1 吸 b.i.d.
诊断	COPD 急性加重,Ⅱ 型呼吸衰竭,前列腺增生
治疗过程	患者入院后予以硫酸沙丁胺醇 2.5mg b.i.d. 雾化吸入;甲泼尼龙琥珀酸钠 40mg b.i.d. 静脉滴注;亚胺培南西司他丁钠 1.0g b.i.d. 静脉滴注

Question1 该患者住院期间的治疗方案是否合理?

该患者诊断为"COPD 急性加重,Ⅱ 型呼吸衰竭,前列腺增生"。8 年前确诊为 COPD,长期吸入沙美特罗替卡松粉吸入剂

50μg/500μg 1 吸 b.i.d.，每年因 COPD 急性加重住院 2~3 次，目前步行 100m 就因气喘严重需停下来休息，本次入院前反复咳嗽、发热、咳嗽并伴有黄脓痰。提示该患者疾病控制不佳，同时有感染指征。

根据本章节"表 3-47 COPD 急性加重期药物治疗策略"，患者有呼吸衰竭，但不危及生命，药物治疗可给予：增加短效支气管扩张剂的剂量和 / 或给药频次，或给予短效 β_2 受体激动剂联合短效 M 胆碱受体阻滞剂，雾化吸入、口服或静脉使用糖皮质激素，存在细菌感染征象时，根据当地细菌耐药情况考虑使用抗感染药物。

因此，结合患者病史、治疗史、过敏史，根据本章节表 3-47，治疗药物应为：短效支气管扩张剂、抗感染药物、全身性糖皮质激素。故该患者入院后使用 SABA 硫酸沙丁胺醇 2.5mg b.i.d. 雾化吸入、甲泼尼龙琥珀酸钠 40mg b.i.d. 静脉滴注、亚胺培南西司他丁钠 1.0g b.i.d. 静脉滴注治疗是合理的。

该方案还可通过本书"慢性呼吸道疾病药物治疗策略检索图"中"慢性阻塞性肺疾病→急性加重期→病情严重程度评估→急性加重期药物治疗策略→表 3-47 COPD 急性加重期药物治疗策略"查到。

Question2　患者出院后，应给予何种治疗方案？

该患者病情得到控制后，应及早给予稳定期治疗方案。

患者 FEV_1 占预计值 35.3%，参考本章节"表 3-33 气流受限严重程度的分级"，患者 GOLD 分级为 3 级，重度气流受限；患者目前步行 100m 就因气喘严重需停下来休息，根据表 3-34，mMRC 呼吸困难量表分级为 3 级；患者每年因 COPD 急性加重住院 2~3 次。综合以上信息，参考"表 3-37 稳定期患者病情严重程度分组"，患者病情严重程度分组为 D 组。

根据"表 3-37 稳定期患者病情严重程度分组"，病情分组为 D 组。由于其 mMRC 呼吸困难量表分级为 3 级，症状重，呼

吸困难和活动明显受限,故出院后稳定期初始药物治疗可给予
LAMA+LABA+ICS,同时备用一种短效支气管扩张剂,作为气
喘加重时缓解症状使用。具体用药参见表3-39。

该方案还可通过本书"慢性呼吸道疾病药物治疗策略检索
图"中"慢性阻塞性肺疾病→稳定期→表3-33气流受限严重程
度分级→表3-34、表3-35症状评估→表3-37稳定期患者病情
严重程度分组→稳定期药物治疗策略→表3-38 COPD稳定期
初始药物治疗策略"查到。

案例2	
基本资料	男,78岁,身高172cm,体重60kg
主诉	反复咳嗽、咳痰、气喘20余年,加重2个月余
现病史	患者咳嗽、咳痰、气喘反复发作20余年,6年前确诊为COPD,一直口服氨茶碱片,间断使用硫酸沙丁胺醇气雾剂。最近咳嗽、咳痰、气喘2个月余,每步行5分钟需要停下来休息。去年发生COPD中度急性加重1次(门诊治疗)
既往史	患者有吸烟史30余年,尚未戒烟
检查	FEV_1占预计值52%
既往用药史	长期口服氨茶碱片0.1g b.i.d.,间断吸入沙丁胺醇气雾剂
诊断	慢性阻塞性肺疾病

Question1 根据患者的情况,应如何调整治疗方案?

该患者诊断为"慢性阻塞性肺疾病",FEV_1占预计值52%,
去年发生COPD中度急性加重1次,门诊治疗,最近咳嗽、咳痰、
气喘2个月余,每步行5分钟需要停下来休息。

患者FEV_1占预计值52%,参考本章节"表3-33气流受限
严重程度的分级",患者GOLD分级为2级,中度气流受限;患
者目前每步行5分钟需要停下来休息,根据表3-34,mMRC呼
吸困难评分分级为3级;患者去年COPD中度急性加重1次(门

诊治疗）。综合以上信息，参考"表 3-37 稳定期患者病情严重程度分组"，患者病情严重程度分组为 B 组。

根据"表 3-38 COPD 稳定期初始药物治疗策略"，且患者稳定期病情分组为 B 组，初始治疗方案可给予一种长效支气管扩张剂（LABA 或 LAMA），气喘严重者，可考虑使用两种支气管扩张剂，并同时治疗合并症。

该患者长期口服氨茶碱片，由于茶碱平喘效应弱、治疗窗窄，从有效性和安全性角度，建议该患者停用氨茶碱片，保留 SABA 硫酸沙丁胺醇气雾剂，作为气喘加重时缓解症状使用，加用一种 LABA 或 LAMA 长期使用。具体选用药物，见表 3-39。

该方案还可根据本书"慢性呼吸道疾病药物治疗策略检索图"中"慢性阻塞性肺疾病→稳定期→表 3-33 气流受限严重程度的分级→表 3-34 mMRC 分级→表 3-37 稳定期患者病情严重程度分组→稳定期药物治疗策略→表 3-38 COPD 稳定期初始药物治疗策略"查到。

Question2　该患者应多长时间随访一次？

根据本书"慢性呼吸道疾病药物治疗策略检索图"中"慢性阻塞性肺疾病→稳定期→表 3-37 稳定期患者病情严重程度分组→稳定期药物治疗策略→表 3-42 COPD 稳定期随访策略"，患者病情分级为 GOLD 2 级、B 组，应每 12 个月随访一次。

参考文献

［1］SINGH D, AGUSTI A. global strategy for the diagnosis, management, and prevention of chronic obstructive lung disease: the GOLD science committee report 2019. Eur Respir J, 2019 , 53 (5).

［2］Global initiative for the diagnosis, management and prevention of chronic obstruction pulmonary disease: The GOLD science committee report 2020. [2019-11-06]. https://goldcopd. org/gold-reports/.

［3］中华医学会 . 慢性阻塞性肺疾病基层诊疗指南 (2018 年). 中华全科

医师杂志 2018, 17 (11): 856-870.

［4］WANG C, XU J, YANG L, et al. Prevalence and risk factors of chronic obstructive pulmonary disease in China [the China Pulmonary Health (CPH) study]: a national cross-sectional study. Lancet, 2018, 391 (10131): 1706-1717.

［5］World Health Orgallization. Global Burden of Disease Website. (2016-08-12) [2018-09-16]. http://www. who. int/topics/global burden of disease.

［6］中华医学会呼吸病学分会慢性阻塞性肺疾病学组 . 慢性阻塞性肺疾病诊治指南 (2013 年修订版). 中华结核和呼吸杂志 , 2013, 36 (4): 255-264.

［7］慢性阻塞性肺疾病急性加重 (AECOPD) 诊治专家组 . 慢性阻塞性肺疾病急性加重 (AECOPD) 诊治中国专家共识 (2017 年更新版). 国际呼吸杂志 , 2017, 37 (14): 1041-1057.

［8］WEDZICHA J A, MIRAVITLLES M, HURST J R, et al. Management of COPD exacerbations: a European Respiratory Society/American Thoracic Society guideline. Eur Respir J, 2017, 49: 1600791.

［9］中国老年医学学会呼吸病学分会慢性阻塞性肺疾病学组 . 中国老年慢性阻塞性肺疾病临床诊治实践指南 . 中国结核和呼吸杂志 , 2020, 43 (2): 100-119.

第四节　支气管扩张症防治策略

支气管扩张症是一种常见的慢性呼吸系统疾病,由各种原因引起支气管树病理性、永久性的扩张,导致呼吸道反复发生化脓性感染。临床表现为持续或反复性咳嗽、咳痰,有时伴咯血,可导致呼吸功能障碍及慢性肺源性心脏病,严重影响患者的生活质量。

支气管扩张症患者常合并其他肺部疾病。慢性支气管炎或 COPD 患者中,约 15%~30% 的患者可发生支气管扩张病变,重度 COPD 患者合并支气管扩张症的比例甚至可达 50%。

支气管扩张症严重程度分级

根据《2018 BTS（British Thoracic Society）指南：成人支气管扩张》，可使用支气管扩张症严重程度指数（bronchiectasis severity index，BSI）评分和 FACED 评分（F 为 FEV_1 占预计值百分率；A 为年龄；C 为铜绿假单胞菌定植；E 为肺部受累叶段数；D 为 mMRC 分级）评价支气管扩张症的严重程度。两种评分方法见表 3-48、表 3-49。

与 FACED 评分相比，BSI 评分能够预测患者死亡、急性加重以及住院的风险，在临床实践中被推荐用于患者管理。

表 3-48　支气管扩张症严重程度指数（BSI）评分

项目	0分	1分	2分	3分	4分	5分	6分
年龄/岁	<50	—	50~69	—	70~79	—	>80
BMI/（kg/m²）	≥18.5	—	<18.5	—	—	—	—
FEV_1 占预计值百分率	>80%	50%~80%	30%~49%	<30%	—	—	—
最近 2 年住院史	无	—	—	—	—	有	—
最近 1 年急性加重次数/次	0~2	—	≥3	—	—	—	—
mMRC 分级/级	1~3	—	4	5	—	—	—
铜绿假单胞菌定植	无	—	—	有	—	—	—
其他菌定植	无	有	—	—	—	—	—
肺部受累叶段数	<3	≥3	—	—	—	—	—

注：根据总分可分为 3 级。0~4 分为轻度，住院和死亡的风险较低；5~8 分为中度，住院和死亡的风险为中等；≥9 分为重度，住院和死亡的风险较高；"—"不得分。

表 3-49　支气管扩张症严重程度 FACED 评分

项目	0 分	1 分	2 分
FEV_1 占预计值百分率（F）	≥ 50%	–	<50%
年龄（岁）（A）	≤ 70	–	>70
铜绿假单胞菌定植（C）	无	有	–
肺部受累叶段数（E）	1~2	>2	–
mMRC 分级（级）（D）	0~2	3~4	–

注：mMRC，改良版英国医学研究委员会呼吸困难量表。根据总分支气管扩张症严重程度可分为 3 级。0~2 分为轻度，3~4 分为中度，5~7 分为重度，"–" 表示不得分。

支气管扩张症药物治疗策略

《2018 BTS（British Thoracic Society）指南：成人支气管扩张》中，对于支气管扩张症提出了逐渐升级的分步治疗策略。其中，第一步为基本治疗策略，适用于所有支气管扩张症患者，具体见表 3-50。

表 3-50　支气管扩张症的药物治疗策略

步骤	治疗策略
1	治疗潜在病因；气道清理；每年接种流感疫苗；急性加重时，给予抗感染药物治疗；制订自我管理计划
2	经第 1 步治疗后，仍急性加重 ≥ 3 次 /y，建议重新评估，并给予痰液溶解剂治疗
3	经第 2 步治疗后，仍急性加重 ≥ 3 次 /y，建议长期口服大环内酯类药物治疗
4	经第 3 步治疗后，仍急性加重 ≥ 3 次 /y，建议吸入抗感染药物并口服大环内酯类药物
5	经第 4 步治疗后，仍急性加重 ≥ 5 次 /y，建议常规每 2~3 个月给予抗感染药物静脉滴注

注：吸入抗感染药物，如吸入庆大霉素。

支气管扩张症并发症药物治疗策略

支气管扩张症最主要的并发症为肺部感染和咯血，严重影响患者生活质量和预后。

抗感染治疗

支气管扩张症患者出现咳嗽、喘息、气急、痰量增加、痰液变脓和/或咯血及发热等全身症状时，应考虑使用抗感染药物治疗。

支气管扩张症患者的肺部感染一般由定植菌引起，最常分离出的病原菌为铜绿假单胞菌。

铜绿假单胞菌感染的危险因素包括：

- 近3个月内有住院史。
- 每年住院次数＞4次或近3个月内有抗感染药物使用史。
- FEV_1<30% 预计值。
- 最近2周使用糖皮质激素。

符合上述4条中的2条，即表明患者存在铜绿假单胞菌感染危险因素。治疗前，先留取痰标本行病原学培养＋药敏试验，然后给予患者初始经验性抗感染治疗，待病原学结果回报后，结合治疗效果考虑是否调整抗感染治疗方案。初始经验性抗感染治疗策略，见表3-51。

表3-51 支气管扩张症并发肺部感染初始经验性抗感染治疗策略

危险因素*	常见病原体	治疗策略
无	肺炎链球菌、流感嗜血杆菌、卡他莫拉菌、金黄色葡萄球菌、肠道菌属（肺炎克雷伯菌、大肠埃希菌等）	可选用氨苄西林/舒巴坦、阿莫西林/克拉维酸、第二代头孢菌素、第三代头孢菌素及呼吸喹诺酮类药物（莫西沙星、左氧氟沙星）

续表

危险因素*	常见病原体	治疗策略
有	上述病原体 + 铜绿假单胞菌	可单独应用或联合应用具有抗铜绿假单胞菌活性的 β- 内酰胺类抗菌药物 (如头孢他啶、头孢吡肟、哌拉西林 / 他唑巴坦、头孢哌酮 / 舒巴坦、亚胺培南、美罗培南等)、氨基糖苷类、氟喹诺酮类 (环丙沙星或左氧氟沙星)

注:抗感染治疗疗程建议在 14 天左右。* 指铜绿假单胞菌感染危险因素。

咯血治疗

一次咯血量超过 200ml 或 24 小时咯血量超过 500ml 为大量咯血,严重时可导致窒息。支气管扩张症患者咯血的药物治疗策略,见表 3-52。

表 3-52　支气管扩张症患者咯血的药物治疗策略

药物	给药方案
垂体后叶素(首选)	■ 垂体后叶素 5~10U+5% 葡萄糖注射液 20~40ml,稀释后缓慢静脉注射,约 15 分钟注射完毕;继之以 10~20U+ 0.9% 氯化钠注射液 500ml 或 5% 葡萄糖注射液 500ml 稀释后静脉滴注 $(0.1U \cdot kg^{-1} \cdot h^{-1})$;出血停止后再继续使用 2~3 天
促凝血药(常用)	■ 氨基己酸 4~6g+0.9% 氯化钠注射液 100ml,15~30 分钟内静脉滴注完毕,维持 1g/h,维持 12~24 小时,依病情而定 ■ 氨甲苯酸 100~200mg+5% 葡萄糖注射液 40ml 或 0.9% 氯化钠注射液 40ml,静脉注射,2 次 /d ■ 酚磺乙胺 250~500mg,肌内注射或静脉滴注,2~3 次 /d ■ 血凝酶 1~2kU 静脉注射,5~10 分钟起效,可持续 24 小时
其他药物	■ 普鲁卡因 150mg+0.9% 氯化钠注射液 30ml 静脉滴注,1~2 次 /d ■ 酚妥拉明 5~10mg+0.9% 氯化钠注射液 20~40ml 静脉注射,然后酚妥拉明 10~20mg+0.9% 氯化钠注射液 500ml 静脉滴注

注:必要时,可考虑联合使用上述药物,降低咯血量,缩短止血时间。具体联用药物的用法用量视患者症状而定。

其他症状治疗

为缓解支气管扩张症患者的咳嗽、喘息、气急以及痰液稠症状,可给予黏液溶解剂,气喘严重时可考虑给予吸入支气管扩张剂或吸入糖皮质激素。药物使用策略,见表 3-53。

表 3-53 支气管扩张症咳喘气急症状的药物治疗策略

临床症状	治疗策略
咳嗽气急、痰液浓稠	■ 盐酸氨溴索溶液 2ml(15mg),雾化吸入,b.i.d./t.i.d. ■ 吸入用 N-乙酰半胱氨酸溶液 3ml(0.3g),雾化吸入,q.d./b.i.d.
上述症状合并气喘严重	■ 合并气流受限患者可使用支气管扩张剂,用药策略参见本章第三节慢性阻塞性肺疾病防治策略

注:氨茶碱治疗窗较窄,个体差异较大,不推荐常规应用。

支气管扩张症随访策略

支气管扩张症为慢性呼吸道疾病,需要长期随访,监测病情变化,调整治疗方案。

轻度支气管扩张症患者随访内容

- 每年一次常规随访:体重指数、急性加重次数、痰病原学检查、mMRC 分级、肺功能及血氧饱和度。

- 病情恶化时随时监测:胸部高分辨率 CT、痰病原学检查、病因学评估和合并症评估。

中重度支气管扩张症患者随访内容

- 每 6 个月随访一次:体重指数、急性加重次数、痰病原学检查,mMRC 分级、肺功能及血氧饱和度。

参考文献

［1］成人支气管扩张症诊治专家共识编写组.成人支气管扩张症诊治专家共识(2012版).中华危重症医学杂志,2012, 5 (5): 315-328.

［2］中华医学会儿科学分会呼吸学组疑难少见病协作组.儿童支气管扩张症诊断与治疗专家共识.中华实用儿科临床杂志,2018, 33 (1): 21-27.

［3］HILL A T, SULLIVAN A L, CHALMERS J D, et al. British thoracic society guideline for bronchiectasis in adults. Thorax, 2019, 74 (Supply 1): 1-69.

［4］GAO Y H, GUAN W J, XU G, et al. Macrolide therapy in adults and children with non-cystic fibrosis bronchiectasis: a systematic review and Meta-analysis. PLoS One, 2014, 9 (3): e90047.

［5］European Respiratory Society. European Respiratory Society guidelines for the management of adult bronchiectasis. Eur Respir J, 2017, 50 (3): 1700629.

［6］高永华,关伟杰,程璘令,等.2018年英国胸科协会成人支气管扩张指南要点介绍.中华结核和呼吸杂志,2019, 42 (8): 569-572.

［7］王宁,徐金富.欧洲成人支气管扩张症管理指南带给我们的思考.中华结核和呼吸杂志,2019, 42 (2): 153-156.

第五节　慢性咳嗽防治策略

慢性咳嗽是指持续咳嗽时间≥8周,以咳嗽为主要表现,胸部 X 线检查无明显病变的咳嗽。

慢性咳嗽在社区人群中患病率约为 10%,可占国内呼吸专科门诊量三分之一左右。咳嗽病因复杂且涉及面广,主要包括咳嗽变异性哮喘(cough variant asthma, CVA)、上气道咳嗽综合征(upper airway cough syndrome, UACS)、嗜酸性粒细胞性支气管炎(eosinophilic bronchitis, EB)、胃食管反流性咳嗽

（gastroesophageal reflux cough, GERC）及变应性咳嗽（atopic cough, AC）等，可引起心血管、消化、神经、泌尿及肌肉骨骼等多个系统的并发症，严重影响患者的工作、学习和生活质量，同时也给患者带来了沉重的负担。

慢性咳嗽评估

慢性咳嗽的评估方法包括视觉模拟评分法（visual analogue scale, VAS）、咳嗽症状积分、生活质量问卷及咳嗽敏感性检查等。

视觉模拟评分法（VAS）

由患者根据自己的感受在标记 0~10cm 的直线上画记相应刻度以表示咳嗽的严重程度，见图 3-5。

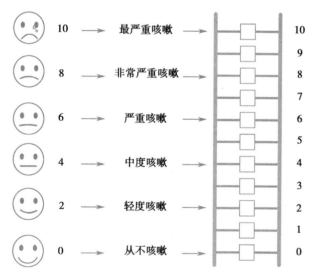

图 3-5　咳嗽视觉模拟评分（VAS）

注：刻度数值越大，咳嗽程度越重，0cm 表示从不咳嗽，
10cm 表示最严重的咳嗽。

124

咳嗽症状积分

采用咳嗽症状积分表,可给出相对量化的症状评分。咳嗽症状积分表分为日间积分和夜间积分两部分,见表3-54。

表3-54 咳嗽症状积分表

日间积分	夜间积分	分值
无咳嗽	无咳嗽	0
偶有短暂咳嗽	入睡时短暂咳嗽或偶有夜间咳嗽	1
频繁咳嗽,轻度影响日常活动	因咳嗽轻度影响夜间睡眠	2
频繁咳嗽,严重影响日常活动	因咳嗽严重影响夜间睡眠	3

注:由患者每天根据自己前24小时的咳嗽症状,对照积分表进行判断,总积分=日间积分＋夜间积分;咳嗽症状积分可作为病情评价和判断药物疗效之用;0分为没有咳嗽,分数越高表示咳嗽越剧烈。

生活质量问卷

目前主要有3种咳嗽相关的生活质量问卷:慢性咳嗽影响问卷(chronic cough influence questionnaire,CCIQ)、咳嗽专用生活质量问卷(cough specific quality of life questionnaire,CQLQ)和莱切斯特咳嗽问卷(Leicester cough questionnaire,LCQ)。

推荐使用莱切斯特咳嗽问卷(LCQ)对咳嗽相关生活质量进行评估,见表3-55。

表3-55 莱切斯特咳嗽问卷

问题	选项
1. 近两周来,咳嗽会让您胸痛或肚子痛吗?	①一直都会 ②大多数时间会 ③时常会 ④有时会 ⑤很少会 ⑥几乎不会 ⑦一点也不会

续表

问题	选项
2. 近两周来,您会因咳嗽有痰而烦恼吗?	①每次都会　②多数时间会　③不时会　④有时会　⑤偶尔会　⑥极少会　⑦从来不会
3. 近两周来,咳嗽会让您感到疲倦吗?	①一直都会　②大多数时间会　③时常会　④有时会　⑤很少会　⑥几乎不会　⑦一点也不会
4. 近两周来,您觉得能控制咳嗽吗?	①一点也不能　②几乎不能　③很少能　④有时能　⑤常常能　⑥多数时间能　⑦一直都能
5. 近两周来,咳嗽会让您觉得尴尬吗?	①一直都会　②大多数时间会　③时常会　④有时会　⑤很少会　⑥几乎不会　⑦一点也不会
6. 近两周来,咳嗽会让您焦虑不安吗?	①一直都会　②大多数时间会　③时常会　④有时会　⑤很少会　⑥几乎不会　⑦一点也不会
7. 近两周来,咳嗽会影响您的工作或其他日常事务吗?	①一直都会　②大多数时间会　③时常会　④有时会　⑤很少会　⑥几乎不会　⑦一点也不会
8. 近两周来,咳嗽会影响您的整个娱乐生活吗?	①一直都会　②大多数时间会　③时常会　④有时会　⑤很少会　⑥几乎不会　⑦一点也不会
9. 近两周来,接触油漆、油烟会让您咳嗽吗?	①一直都会　②大多数时间会　③时常会　④有时会　⑤很少会　⑥几乎不会　⑦一点也不会
10. 近两周来,咳嗽会影响您的睡眠吗?	①一直都会　②大多数时间会　③常常会　④有时会　⑤很少会　⑥几乎不会　⑦一点也不会
11. 近两周来,您每天阵发性咳嗽发作多吗?	①持续有　②次数多　③时时有　④有一些　⑤偶尔有　⑥极少有　⑦一点也没有

问题	选项
12. 近两周来,您会因咳嗽而情绪低落吗?	①一直都会　②大多数时间会　③时常会　④有时会　⑤很少会　⑥几乎不会　⑦一点也不会
13. 近两周来,咳嗽会让您厌烦吗?	①一直都会　②大多数时间会　③时常会　④有时会　⑤很少会　⑥几乎不会　⑦一点也不会
14. 近两周来,咳嗽会让您声音嘶哑吗?	①一直都会　②大多数时间会　③时常会　④有时会　⑤很少会　⑥几乎不会　⑦一点也不会
15. 近两周来,您会觉得精力充沛吗?	①一点也不会　②几乎不会　③很少会　④有时会　⑤常常会　⑥多数时间会　⑦一直都会
16. 近两周来,咳嗽会让您担心有可能得了重病吗?	①一直都会　②大多数时间会　③时常会　④有时会　⑤很少会　⑥几乎不会　⑦一点也不会
17. 近两周来,咳嗽会让您担心别人觉得您身体不对劲吗?	①一直都会　②大多数时间会　③时常会　④有时会　⑤很少会　⑥几乎不会　⑦一点也不会
18. 近两周来,您会因咳嗽中断谈话或接听电话吗?	①每次都会　②大多数时间会　③时常会　④有时会　⑤很少会　⑥几乎不会　⑦一点也不会
19. 近两周来,您会觉得咳嗽惹恼了同伴、家人或朋友吗?	①每次都会　②多数时间会　③不时会　④有时会　⑤偶尔会　⑥极少会　⑦从来不会

注:①~⑦分别代表1~7分;生理得分=(问题1、2、3、9、10、11、14、15 相加)÷8;心理得分=(问题4、5、6、12、13、16、17 相加)÷7;社会得分=(问题7、8、18、19 相加)÷4;总分为三部分得分之和(分值3~21),得分越高表示咳嗽程度越轻。

咳嗽敏感性检查

咳嗽敏感性检查可用于药物疗效判断和咳嗽机制的研究,尚不是临床常规检测项目。通过雾化方式使受试者吸入一定量的刺激物气溶胶颗粒,刺激相应的咳嗽感受器而诱发咳嗽,并以激发咳嗽 ≥ 2 次或 ≥ 5 次的吸入物浓度作为咳嗽敏感性指标。

咳嗽敏感性增高是慢性咳嗽的重要特征。上气道咳嗽综合征(UACS)、咳嗽变异性哮喘(CVA)、嗜酸性粒细胞性支气管炎(EB)、胃食管反流性咳嗽(GERC)及变应性咳嗽(AC)等均可能出现咳嗽敏感性增高。采用咳嗽激发试验评估咳嗽敏感性有助于识别咳嗽高敏患者,可作为定量评估慢性咳嗽的客观指标,但不能取代主观指标来评估咳嗽频率和严重程度。

慢性咳嗽相关疾病药物治疗策略

慢性咳嗽相关疾病主要有 UACS、CVA、EB、GERC 及 AC等。因此,慢性咳嗽的治疗应针对这些疾病的病因。慢性咳嗽相关病因的治疗策略分别见表 3-56~ 表 3-60。

表 3-56　上气道咳嗽综合征(UACS)病因治疗策略

	类型	治疗策略	药物
对因治疗	非变应性鼻炎、普通感冒	■ 第一代抗组胺药和减充血剂	■ 根据症状,选用氯苯那敏、苯海拉明、异丙嗪、0.05% 羟甲唑啉、0.05% 赛洛唑啉
	变应性鼻炎	■ 鼻用糖皮质激素(轻度,喷鼻 1~2 次 /d,疗程 ≥ 2 周;中 ~ 重度持续性,疗程 ≥ 4 周)	■ 布地奈德、莫米松、氟替卡松
		■ OCS 0.5~1.0mg/(kg·d),疗程为 5~7 天	■ 泼尼松、甲泼尼松龙

续表

	类型	治疗策略	药物
对因治疗	变应性鼻炎	■ 口服第二代抗组胺药（疗程 ≥ 2 周）	■ 氯雷他定、西替利嗪、依巴斯汀、氮䓬斯汀、奥洛他定
		■ 鼻用抗组胺药（2 次 /d，疗程 ≥ 2 周）	■ 氮䓬斯汀、左卡巴斯汀
		■ LTRA	■ 孟鲁司特、扎鲁司特
		■ 肥大细胞膜稳定剂（3~4 次 /d，疗程 ≥ 2 周）	■ 色甘酸钠、尼多酸钠、四唑色酮、奈多罗米钠、吡嘧司特钾、曲尼司特
		■ 抗胆碱药（异丙托溴铵，喷鼻 2~3 次 /d，每侧 1~2 喷 / 次）	■ 异丙托溴铵
	慢性鼻窦炎	■ 首选鼻用糖皮质激素（疗程 ≥ 3 个月）	■ 布地奈德、莫米松、氟替卡松
		■ 慢性鼻窦炎伴有鼻息肉，尤其是严重复发性鼻窦炎，可使用 OCS（疗程为 10~14 天）	■ 泼尼松[a]、甲泼尼龙
		■ 十四元大环内酯可用于常规药物治疗效果不佳、无嗜酸性粒细胞增多、血清总 IgE 水平不高，且变应原检测阴性的慢性鼻窦炎不伴有鼻息肉患者（疗程 ≥ 3 个月）	■ 红霉素、克拉霉素、罗红霉素[b]
		■ 抗菌药物（疗程 7~10 天）	■ 阿莫西林、头孢呋辛酯、阿莫西林 / 克拉维酸、头孢克洛、头孢丙烯、左氧氟沙星
			■ β- 内酰胺酶过敏时，用克拉霉素、阿奇霉素
		■ 药物治疗无效后，首选内镜鼻窦手术	

续表

类型	治疗策略	药物
对症治疗	■ 减充血剂(疗程 <1 周)	■ 0.05% 羟甲唑啉、0.05%赛洛唑啉
	■ 祛痰药	■ 羧甲司坦、厄多司坦、氨溴索、溴己新、乙酰半胱氨酸、愈创甘油醚
	■ 生理盐水鼻腔冲洗(单一疗法或辅助治疗均有效,还可用作难治性鼻窦炎的长期治疗)	

注:OCS,oral corticosteroid, 口服糖皮质激素;LTRA,leukotriene receptor antagonist,白三烯受体拮抗剂。

[a] 泼尼松短疗程:剂量相当于泼尼松 0.5~1.0mg/(kg·d)或 15~30mg/d,疗程为 10~14 天,无须逐渐减量,可直接停药;序贯疗法:剂量相当于泼尼松 5~10mg/d,连续 1~6 个月。

[b] 罗红霉素剂量 250mg/d,对于鼻黏膜炎症比较明显的患者,可以先给予 500mg/d 治疗 1 周,待病情缓解后再改为 250mg/d,疗程为 3~6 个月。

表 3-57 咳嗽变异性哮喘(CVA)病因治疗策略

治疗策略	药物
ICS + β_2 受体激动剂复合制剂治疗,疗程 >8 周	■ 布地奈德 / 福莫特罗[a]、氟替卡松 / 沙美特罗[b]、丙酸氟替卡松 / 维兰特罗、莫米松 / 福莫特罗、丙酸倍氯米松 / 福莫特罗
LTRA	■ 孟鲁司特、扎鲁司特
病重或 ICS 效果不佳时,OCS 治疗,疗程为 3~5 天	■ 泼尼松[c]、甲泼尼龙

注:[a] 布地奈德 / 福莫特罗 160μg/4.5μg b.i.d.,病重时 320μg/9μg b.i.d.。

[b] 氟替卡松 / 沙美特罗 50μg/250μg b.i.d.。

[c] 泼尼松 10~20mg q.d.。

表 3-58 嗜酸性粒细胞性支气管炎(EB)病因治疗策略

治疗策略	药物
ICS 治疗,疗程 >8 周	■ 布地奈德、丙酸氟替卡松[a]、丙酸倍氯米松、环索奈德、莫米松
初始可联合 OCS 治疗,疗程为 3~5 天	■ 泼尼松[b]、甲泼尼龙

注:[a] 丙酸氟替卡松 250μg b.i.d.。

[b] 泼尼松 10~20mg q.d.。

表 3-59 胃食管反流性咳嗽(GERC)病因治疗策略

治疗策略	药物
标准治疗方法:PPI 或 H_2 受体拮抗剂,且 PPI 效果更佳,疗程为 8 周	■ 奥美拉唑、兰索拉唑、雷贝拉唑、艾司奥美拉唑 ■ 雷尼替丁、西咪替丁、法莫替丁、罗沙替丁
胃肠促动药	■ 莫沙必利、伊托必利、多潘立酮
黏膜保护剂	■ 铝碳酸镁、硫糖铝、枸橼酸铋钾
抗抑郁或抗焦虑治疗[a]	■ 丙咪嗪、阿米替林、氟西汀、帕罗西汀、舍曲林

注:PPI,proton pump inhibitor,质子泵抑制剂。

[a] 对久治不愈或反复发作者,应考虑精神心理因素可能,可用于伴有抑郁或焦虑症状的胃食管反流病患者的治疗。

表 3-60 变应性咳嗽(AC)病因治疗策略

治疗策略	药物
ICS 治疗 初始可联合 OCS	■ 布地奈德、丙酸氟替卡松[a]、丙酸倍氯米松、环索奈德、莫米松 ■ 泼尼松[b]、甲泼尼龙
抗组胺药物	■ 氯雷他定、西替利嗪、依巴斯汀、氮䓬斯汀、奥洛他定等

注:[a] 丙酸氟替卡松 250μg b.i.d.,疗程 >4 周。

[b] 泼尼松 10~20mg q.d.,疗程为 3~5 天。

慢性咳嗽经验性治疗策略

　　慢性咳嗽的病因诊断需要一定的设备和技术条件,当检查条件不具备或经济条件有限时,经验性治疗可以作为一种替代措施。慢性咳嗽的经验性治疗是指病因诊断不确定的情况下,根据病情和可能的诊断给予相应的治疗措施,通过治疗反应来确立或排除诊断,其治疗策略见表 3-61。

表 3-61　慢性咳嗽经验性治疗策略

类型	治疗策略
以临床线索为导向	■ 根据病史和临床表现,推测可能病因,进行对应的治疗
	■ 根据临床特征分为激素敏感性咳嗽(CVA、EB 及 AC)、上气道咳嗽综合征(UACS)和胃食管反流性咳嗽(GERC),分别进行对应的治疗
以病因为导向	■ 优先治疗最常见、治疗简单和见效快的病因,最后处理少见、疗程长和起效慢的病因,适用于疾病特征不典型或多种病因同时存在时
	■ 首先针对 CVA[a]、UACS、AC 等常见病因给予复方甲氧那明治疗 1 周,有效则维持治疗;无效则针对 CVA[a] 和 EB 用 OCS 治疗 1 周,有效则 ICS 维持治疗;无效则针对 GERC 进行抗反流治疗至少 2 周[b]

注:[a] 指使用支气管扩张剂有效者。

[b] 指 PPI+ 胃肠促动药。

　　慢性咳嗽经验性治疗原则:

■ 首先对常见病因进行治疗,如 CVA、UACS、EB、GERC 及 AC。

■ 根据病史推测病因并进行相应治疗,或对常见病因进行序贯覆盖治疗。

- 美敏伪麻溶液、复方甲氧那明可用于 UACS、AC 和感冒后咳嗽（PIC）的经验治疗；激素敏感性咳嗽（CVA、EB 及 AC）先小剂量 OCS 治疗 1 周,缓解后改用 ICS 或联合 β_2 受体激动剂治疗。
- 咳嗽伴咳脓痰或流脓鼻涕者可用抗感染药物。
- UACS、CVA、EB 疗程为 1~2 周、GERC 疗程为 2~4 周；OCS 疗程一般 ≤ 1 周。
- 排除支气管恶性肿瘤、结核和其他肺部疾病。

📖 案例

案例 1	
基本资料	女性,45 岁
主诉	反复咳嗽 2 个月余,有少量白色黏痰
现病史	近 2 个月来反复咳嗽,以白天咳嗽为主,进食后加重,同时伴有明显反酸、嗳气、胸骨后烧灼感
既往史	口腔溃疡 2 年余
体格检查	肺部听诊呼吸音略粗,未闻及干、湿啰音
辅助检查	24 小时食管 pH 多通道阻抗监测 DeMeester[a] 积分 13.8
既往用药史	康复新液
诊断	胃食管反流性咳嗽
治疗过程	医嘱开具艾司奥美拉唑钠片 20mg b.i.d.;枸橼酸莫沙必利片 5mg t.i.d.

注:[a] DeMeester 积分是 24h 食管 pH 值监测结果的一种表示方式,由总的反流时间、立位反流时间、卧位反流时间占总的监测时间的百分比、总的反流次数、最长反流时间、反流时间大于 5 分钟的次数 6 项参数构成,反映了食管反流的程度,并可以根据分数的不同采用相应的治疗方式,如手术或药物,该积分 ≥ 12.70 可用于胃食管反流病的诊断。

Question1 该患者治疗胃食管反流性咳嗽的方案是否合理?

该患者诊断为"胃食管反流性咳嗽",根据本章节"表 3-59 胃食管反流性咳嗽(GERC)病因治疗策略",可选择 PPI 或 H_2 受体拮抗剂联合胃肠促动药。

因此,该患者选用艾司奥美拉唑钠片 20mg b.i.d. 联合枸橼酸莫沙必利片 5mg t.i.d. 进行治疗是合理的。

该方案还可根据本书"慢性呼吸道疾病药物治疗策略检索图"中"慢性咳嗽→治疗策略→病因治疗策略→表 3-59 胃食管反流性咳嗽(GERC)病因治疗策略"查到。

Question2 该患者是否需要应用抗感染药物?

根据本章节"表 3-61 慢性咳嗽经验性治疗策略",可选择以临床线索为导向或以病因为导向制订药物治疗方案,大多数慢性咳嗽不需要进行抗感染治疗,当患者出现咳嗽伴咳脓痰或流脓鼻涕时可用抗感染药物,而该患者是胃食管反流性咳嗽,无上述症状,因此,该患者不需要使用抗感染药物。

案例 2	
基本资料	男性,33 岁
主诉	反复咳嗽 1 个月余
现病史	近 1 个月来反复咳嗽,以白天为主,入睡后较少,伴流涕、鼻塞、鼻痒及鼻后滴流感
既往史	慢性鼻窦炎 1 年余
体格检查	1 年 CT 示上颌窦炎,筛窦炎,鼻甲肥大、水肿,鼻中隔偏曲
辅助检查	鼻内镜检查示窦口有脓性分泌物,鼻黏膜充血、水肿
既往用药史	无
诊断	上气道咳嗽综合征

Question1　如何给该患者选择治疗方案?

该患者诊断为"上气道咳嗽综合征(UACS)",且病因为慢性鼻窦炎,根据本章节"表 3-56 上气道咳嗽综合征(UACS)病因治疗策略":首选鼻用糖皮质激素,如布地奈德 64μg/ 每鼻孔,b.i.d.,疗程≥ 3 个月,其他可选药物,见表 3-56。

该方案还可根据本书"慢性呼吸道疾病药物治疗策略检索图"中"慢性咳嗽→治疗策略→病因治疗策略→表 3-56 上气道咳嗽综合征(UACS)病因治疗策略"查到。

Question2　如常规药物治疗效果不佳,有无替代治疗方案?

若鼻用糖皮质激素治疗效果不佳、无嗜酸性粒细胞增多、血清总 IgE 水平不高,且变应原检测阴性,根据本章节"表 3-56 上气道咳嗽综合征(UACS)病因治疗策略",可使用十四元大环内酯类药物,具体可选药物,见表 3-56。

该方案还可根据本书"慢性呼吸道疾病药物治疗策略检索图"中"慢性咳嗽→治疗策略→病因治疗策略→表 3-56 上气道咳嗽综合征(UACS)病因治疗策略"查到。

参考文献

[1] 中华医学会呼吸病学分会哮喘学组 . 咳嗽的诊断与治疗指南 (2015年). 中华结核和呼吸杂志 , 2016, 39 (5): 323-354.

[2] 中华医学会 , 中华医学会杂志社 , 中华医学会全科医学分会 , 等 . 咳嗽基层诊疗指南 (2018 年). 中华全科医师杂志 , 2019, 18 (3): 207-219.

[3] 中华医学会耳鼻咽喉头颈外科学分会鼻科学组 . 中国慢性鼻窦炎诊断和治疗指南 (2018 年). 中华耳鼻咽喉头颈外科杂志 , 2019, 54 (2): 81-100.

[4] 中华医学会耳鼻咽喉头颈外科学分会鼻科学组 . 变应性鼻炎诊断和治疗指南 (2015 年 , 天津). 中华耳鼻咽喉头颈外科杂志 , 2016, 51 (1): 6-24.

［5］中华医学会,中华医学会杂志社,中华医学会消化病学分会,等.胃食管反流病基层诊疗指南(2019年).中华全科医师杂志,2019,18(7):635-641.

［6］MORICE A H, MILLQVIST E, BIEKSIENE K, et al. ERS guidelines on the diagnosis and treatment of chronic cough in adults and children. Eur Respir J, 2020, 55 (1): 1901136.

［7］GIBSON P, WANG G, MCGARVEY L, et al. Treatment of unexplained chronic cough: CHEST guideline and expert panel report. Chest, 2016, 149 (1): 27-44.

［8］KAHRILAS P J, ALTMAN K W, CHANGAB, et al. Chronic cough due to gastroesophageal reflux in adults: CHEST guideline and expert panel report. Chest, 2016, 150 (6): 1341-1360.

第六节　其他疾病相关咳嗽防治策略

慢性咳嗽病因较多,通常根据胸部X线检查有无异常可分为两类,一类为X线胸片有明确病变者,如慢性阻塞性肺疾病、支气管哮喘、支气管扩张症、肺炎、肺结核及支气管肺癌等;另一类为胸部X线检查无明显异常,以咳嗽为主要或唯一症状,即通常所说的慢性咳嗽。其中,支气管哮喘、慢性阻塞性肺疾病、支气管扩张症及慢性咳嗽的咳喘治疗已在本章第一～五节中介绍,本节主要介绍其他胸部X线检查有明确病变者的咳嗽治疗。

肺结核相关咳嗽药物治疗策略

肺结核患者主要症状为慢性咳嗽,可伴有低热、盗汗、消瘦等结核中毒症状,在部分患者中,咳嗽是其唯一的临床表现,体格检查有时可闻及局限性吸气期干啰音。一般咳嗽较轻,干咳为主或少许黏液痰。有空洞形成时,痰增多,合并其他细菌感染时,痰可呈脓性。部分患者可有痰血或咯血。治疗原则以药物治疗为核心,其可从根本上有效减少肺结核引起的咳嗽、咳痰症状。常用抗结核病药物有异烟肼、利福平、吡嗪酰胺、乙胺丁醇及链霉素,具体药物治疗方案详见《肺结核基层诊疗指南(2018年)》。针对肺结核引起的相关咳嗽可给予对症治疗,指南中未单独阐述。

肺癌相关咳嗽药物治疗策略

咳嗽常为中心型肺癌的早期症状和常见症状,发生率为25%~86%不等。早期普通胸片X线检查常无异常,故容易漏诊、误诊。因此,在详细询问病史后,对有长期吸烟史,出现刺激性干咳、痰中带血、胸痛及消瘦等症状或原有咳嗽性质发生改变的患者,应高度怀疑肺癌的可能,进一步进行影像学检查和支气管镜检查。肺癌咳嗽的治疗关键在于原发灶的治疗,放疗、化疗、射频消融术、手术切除肺部肿瘤、分子靶向治疗及免疫治疗,这些治疗能够缓解肺癌患者的咳嗽症状。肺癌手术后咳嗽是临床上常见症状,机制不清。常用成人肺癌镇咳化痰药物,见表3-62。

表3-62　常用成人肺癌镇咳化痰药物

类别	药物名称
中枢性镇咳药	■ 常用非依赖性镇咳药:右美沙芬、喷托维林
	■ 短暂使用依赖性镇咳药:可待因、福尔可定、吗啡
外周性镇咳药	■ 局麻药:那可丁
	■ 非麻醉性镇咳药:苯丙哌林
祛痰药	■ 愈创甘油醚、桃金娘油、溴己新、氨溴索、N-乙酰半胱氨酸、羧甲司坦、厄多司坦

间质性肺病相关咳嗽药物治疗策略

间质性肺病(interstitial lung disease,ILD)是一类疾病,可进展为肺纤维化。ILD可影响气道、肺实质和肺血管系统,这其中任何部位受累都会导致咳嗽。ILD 患者的咳嗽可以由 ILD 治疗药物、感染和合并症(如胃食管反流性咳嗽、上气道咳嗽综合征和哮喘)引起。本节主要介绍肺纤维化相关咳嗽的治疗策略。

肺纤维化分为特发性与继发性两种。

特发性肺纤维化患者可使用吡非尼酮和尼达尼布进行抗纤维化治疗,以减少咳嗽的严重程度,但还需大规模临床研究证实。目前还没有研究评估使用糖皮质激素治疗相关咳嗽。

继发性肺纤维化是因免疫系统疾病引起的间质性肺病,可使用免疫抑制剂治疗免疫系统疾病,以减少咳嗽的严重程度。

对于 ILD 导致的慢性咳嗽,无替代治疗且咳嗽严重影响生活质量时,建议使用阿片类药物用于姑息治疗患者中的症状控制,每周重新评估获益和风险,之后在继续治疗前的 1 个月重新进行评估。

肺炎相关咳嗽药物治疗策略

社区获得性肺炎(community acquired pneumonia,CAP)指在医院外罹患的肺实质炎症,其中咳嗽是最常见症状,可伴有或不伴有咳痰,细菌感染者常伴有咳痰。CAP 治疗需根据病情严重度、治疗场所、年龄、基础疾病等决定初始抗感染药物的使用。除了针对病原体的抗感染治疗外,对于部分患者,氧疗、雾化、化痰、补液、营养支持及物理治疗等辅助治疗也是必要的。

医院获得性肺炎(hospital acquired pneumonia,HAP)与呼吸机相关性肺炎(ventilator associated pneumonia,VAP)是我国最常见的医院获得性感染,诊断和治疗较为困难,病死率高。HAP/VAP 的治疗包括抗感染治疗、呼吸支持技术、器官功能支持治疗、非抗菌药物治疗等综合治疗措施,其中抗感染是最主要的治疗方式,包括经验性抗感染治疗和病原治疗。

对于肺炎引起的咳嗽、咳痰症状的处理,肺炎早期和某些非典型肺炎,如果以干咳为主,可酌情使用镇咳药。痰量过多或有脓痰时,患者可能会发生咳痰不畅,可给予祛痰药物、雾化治疗以降低痰液黏稠度促进排痰。体位引流、翻身拍背等物理疗法可促进痰液引流。还应重视补充适当的水分和呼吸道湿化。

📖 案例

案例1	
基本资料	男,72 岁,身高 174cm,体重 70kg
主诉	右肺鳞癌术后 5 年余,咳嗽 5 年余
现病史	患者 5 年多前无明显诱因下开始出现反复干咳,伴右侧胸痛,至当地医院就诊,给予抗感染治疗,胸痛、咳嗽无缓解,后逐渐出现胸闷,气急。查胸部 CT 示右肺上叶中央型肺癌伴阻塞性肺不张、肺炎,右肺门淋巴结转移可能。诊断为右肺中央型鳞癌,给予 TP 方案(紫杉醇 210mg d1+ 顺铂 40mg d1~3)化疗。后于胸外科全麻下行右上肺叶切除及纵隔淋巴结清扫术,术后病理:(右上肺)鳞形细胞癌,分化Ⅳ级,伴大片坏死,累及支气管壁,支气管切缘未见癌累及。术后恢复可,但诉干咳影响睡眠。现患者为进一步诊治收住入院。病程中,患者胃纳可,睡眠可,体重无明显改变。无食物、药物过敏史
既往史	高血压 2 年余,未治疗
检查	胸部 CT 平扫 + 增强:右肺癌术后改变,右上肺微小结节,右侧胸膜结节状增厚。行骨扫描:全身多处肿瘤骨转移,左侧肱骨头及多个胸椎骨转移可能大
既往用药史	TP 方案(紫杉醇 210mg d1+DDP 40mg d1~3)化疗
诊断	原发性支气管肺癌(右肺鳞癌术后Ⅳ期);高血压 2 级(中危)

Question1　患者住院期间镇咳治疗方案应如何制定?

该患者诊断为"原发性支气管肺癌(右肺鳞癌术后Ⅳ期);

高血压 2 级（中危）"，根据本章节"表 3-62 常用成人肺癌镇咳化痰药物"，推荐中枢性镇咳药或外周性镇咳药，具体可选药物，见表 3-62。

该方案还可根据本书"慢性呼吸道疾病药物治疗策略检索图"中"其他咳喘疾病→肺癌相关咳嗽药物治疗策略→表 3-62 常用成人肺癌镇咳化痰药物"查到。

Question2　如患者合并痰多症状，应如何制定具体治疗方案？

如患者合并痰多症状，根据本章节"表 3-62 成人肺癌镇咳化痰药物治疗策略"，可增加祛痰药，目前常用的化痰药物及用法用量为：盐酸氨溴索片 30mg b.i.d. 口服或 N- 乙酰半胱氨酸片 0.6g b.i.d. 口服或标准桃金娘油肠溶胶囊 300mg b.i.d. 口服等进行治疗，其他可选药物，见表 3-62。

该方案还可通过"慢性呼吸道疾病药物治疗策略检索图"中"其他咳喘疾病→肺癌相关咳嗽药物治疗策略→表 3-62 常用成人肺癌镇咳化痰药物"查到。

参考文献

［1］中华医学会 . 成人社区获得性肺炎基层诊疗指南 (2018). 中华全科医师杂志 , 2019, 18 (2): 117-126.

［2］中华医学会 . 肺结核基层诊疗指南 (2018). 中华全科医师杂志 , 2019, 18 (8): 709-717.

［3］中华医学会呼吸病学分会感染学组 . 中国成人医院获得性肺炎与呼吸机相关性肺炎诊断和治疗指南 (2018). 中华结核和呼吸杂志 , 2018, 41 (4): 255-280.

［4］中华医学会 . 中华医学会肺癌临床诊疗指南 (2018). 中华肿瘤杂志 , 2018, 40 (12): 935-964.

［5］中华医学会呼吸病学分会哮喘学组 . 咳嗽的诊断与治疗指南 (2015). 中华结核和呼吸杂志 , 2016, 39 (5): 323-340.

［6］BIRRING S S, KAVANAGH J E, IRWIN R S, et al. Treatment of interstitial lung disease associated cough: CHEST guideline and expert panel report. Chest, 2018, 154 (4): 904-917.

［7］MOLASSIOTIS A, SMITH J A, MAZZONE P, et al. Symptomatic treatment of cough among adult patients with lung cancer: CHEST guidelines and expert panel report. Chest, 2017, 151 (4): 861-874.

第四章
吸入疗法与常用吸入制剂

第一节 吸入疗法概述

通过吸入给药来防治疾病已有几千年的历史。最早的记录来自我国古代和古埃及、古希腊。公元前1554年,古埃及最早记录药学知识的《埃伯斯伯比书》中,就记载了通过吸入莨菪烟雾来治疗呼吸困难的患者。当时没有特制的吸入装置,人们把莨菪叶放在砖块上烤,使其中的莨菪碱气化,并使患者吸入。随后,吸入疗法在不同文化中均被发现。目前公认的治疗呼吸系统疾病最有效、最安全的方法就是将治疗药物直接递送进气道中。

当前正处于吸入药物递送和气溶胶应用技术快速发展的历史阶段。1956年,异丙肾上腺素气雾剂的问世标志着吸入药物的现代化和商品化。随后,新剂型和新装置不断涌现,如20世纪60年代色甘酸钠干粉吸入剂上市及压力定量吸入装置的发明等。目前,吸入疗法还应用于疫苗接种、脑部疾病治疗、基因治疗、预防肺部感染,以及对肺移植患者使用吸入免疫抑制剂技术。同时,学术界还在持续关注如何控制吸入剂颗粒大小、呼吸道特定区域的药物递送,以及研制新的、更安全的吸入激素等。

吸入疗法是气溶胶技术与呼吸系统解剖生理特点的巧妙结合,是慢性气道疾病的一线基础治疗方法。人体通过口鼻对外开放,与外界进行物质交换和能量交换,也为药物进入人体提供了通道。呼吸道的各种感受器和药物受体对体内外刺激做出应答反射,因此,吸入疗法具有药物微粒直接作用于受体感受器、快速起效、用药量小的特点。吸入疗法的疗效与在肺部沉积的药物微细颗粒含量相关。另外,呼吸系统可经气道黏膜吸收物质进入体循环,也可经肺泡上皮细胞和肺毛细血管壁吸收进入肺循环。未被吸收的物质或被黏液纤毛毯清除或被巨噬细胞吞噬或被呼出。未被吸收或净化的异物可刺激肺部,导致间质性肺炎、气管炎等。

气溶胶是固体微粒或液体微滴分散在大气中形成的分散体系。气溶胶微粒进入气道后,并不能像气流那样顺着气道顺利前进,而是按照其物理原理沉降在气道各个部位。决定气溶胶微粒在气道内沉降的有 5 种力学机制,即惯性嵌顿、重力沉降、弥散、阻截、静电凝集。直径大于 5μm 的微粒大多以惯性嵌顿的方式沉降于上呼吸道和较大气道,受局部气道形态、微粒颗粒大小和气流方式影响。直径 1~5μm 的微粒主要沉降于第10~17 级支气管壁,直径 0.5~1μm 的微粒主要沉降于细支气管壁和肺泡壁。当气溶胶微粒随气流进入呼吸性细支气管和肺泡时,极小的微粒在没有气流的情况下,以布朗运动的方式黏着沉降在细支气管和肺泡壁。阻截与静电凝集对气溶胶微粒在气道内沉降的影响不大。

吸入疗法以呼吸系统为靶器官,应用特殊的气溶胶发生装置,将药物分散成气溶胶微粒,吸入后沉降于中下气道或肺泡,从而发挥治疗效果。吸入疗法具有起效快、疗效佳、安全性好的优势,可总结为多、快、好、省,具体为:

多:吸入后,药物有效成分在呼吸道局部沉积多,外周血液浓度低。

快:直接作用于病灶部位,起效快。

好:减轻了全身用药可能发生的副作用。

省:用药剂量小,疗效确切,节省费用。

因此,慢性阻塞性肺疾病全球倡议(Global Initiative for

Chronic Obstructive Lung Disease, GOLD)、全球支气管哮喘防治倡议(Global Initiative for Asthma, GINA)和我国指南均一致推荐吸入疗法作为 COPD 和哮喘患者的一线基础治疗方法。

吸入疗法的原理主要涉及呼吸系统解剖生理学和空气动力学两大方面。

吸入疗法的解剖生理学原理

了解呼吸系统的基础解剖生理学是理解吸入疗法的基础。吸入治疗时,药物通过吸入装置经口、咽、喉进入气管、支气管、细支气管、肺泡管及肺泡,发挥药效。

呼吸道解剖生理结构,见图 4-1。

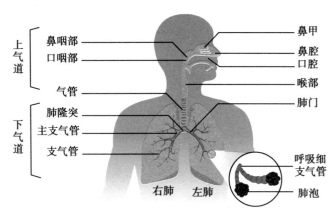

图 4-1　呼吸道解剖生理结构

从气管到肺泡共分 23 级,随着级数增加,气道分支数目及其总截面积逐级增大(见图 4-2),气流速度逐渐减慢。这一特征导致在不同级别支气管中雾化药物的沉降方式和速度不同。在上气道(包括鼻、咽、喉三部分,见图 4-1)和较大的支气管分叉成角处,吸气气流容易产生湍流,药物颗粒在分级成角处产生离心力,撞击气道壁而发生沉积,根据离心力公式($F = mv^2/r$,

F 代表离心力,m 代表质量,v 代表速度,r 代表离心运动半径),支气管分支成角的角度越大、药物运动速度越快、颗粒越大、质量越大,越容易因撞击而停留。直径在 2mm 以下的气道为小气道,药物颗粒的运行速度迅速降低,气流形式转变为层流,药物以悬浮的方式存在于小气道的气体中。小气道为黏膜性气道,管壁无软骨支持,小气道的管径易受管壁内外压力差的影响。深吸气时胸腔负压增大,小气道内径扩张,药物颗粒容易进入。COPD 和哮喘患者极易因平滑肌痉挛、气道黏膜水肿或分泌物潴留而发生小气道阻塞,引起相应肺泡的气体陷闭和局部通气功能障碍,影响药物颗粒进入小气道效应部位。

由图 4-2 可见,从第 0 级气管到第 16 级终末细支气管,称为传导性气道。传导性气道的主要功能为输送气体,调节吸入气体的湿度和温度使之与呼吸性气道保持一致。从第 17 级呼吸性细支气管开始,至肺泡囊整个表面均有气体交换功能,该部分由呼吸性细支气管、肺泡管、肺泡囊组成,称为呼吸性气道。呼吸性气道的表面积约为 $102m^2$,能更大限度地与吸入气体或具有治疗作用的药物颗粒接触。

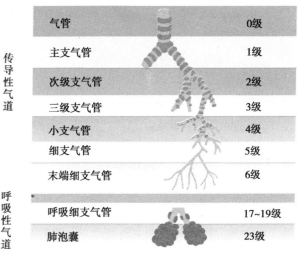

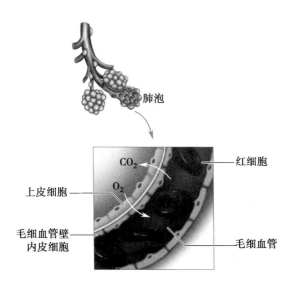

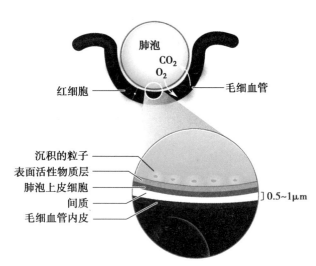

图 4-2 支气管分支示意图

肺泡上皮细胞是药物转运的主要屏障。一般认为,药物通过被动扩散或主动转运机制穿越该屏障,进入血液循环,从肺泡上皮细胞到肺毛细血管的总厚度仅 0.5~1μm,且无类似肝脏的首过效应,故肺具有良好的吸收能力,吸收的物质能快速流往全身。

由于阻塞性肺部病变,如慢性支气管炎、肺气肿等多先从小气道开始。因此,小气道是吸入药物的重要作用部位。影响进入小气道吸入药物比例的因素包括生理无效腔、重复呼吸容积和吸气容积。生理无效腔是指每次呼气时在呼气初期不发生改变就被呼出的那部分气体。重复呼吸容积是指上一次呼气排出到大气道、吸气后又再次进入小气道的气体,其容积相当于生理无效腔容积。生理无效腔中含有药物但无法到达小气道,而重复呼吸气体中不含药物颗粒。吸气容积是指每次吸入的气体容积,其中超出生理无效腔容积的部分进入小气道,这部分气体中的药物能够在小气道发挥作用。

吸入疗法的空气动力学原理

药物颗粒吸入后必须有一定的肺部沉积率才能产生药理作用。吸入的药物颗粒在气道内沉降方式包括惯性碰撞、重力沉降和布朗扩散。

当粒径大于等于 5μm 和 / 或气体流速大于 60L/min 时,药物颗粒容易撞击并停留于咽喉及气道分叉处。在 7 级以下的支气管中,粒径为 1~5μm 的药物颗粒主要通过自身的重量沉积于气道与肺泡处。当气体流速逐渐减少到 0 的状态,药物颗粒以布朗运动的方式悬浮于气流中,其沉积量与停留时间长短有关,与颗粒的自身重量无关。粒径小于 1μm 的药物颗粒在气体流速接近 0 时不能通过布朗运动沉积于小气道,可以随呼出气体排出体外。不同直径气溶胶微粒的沉积部位见表 4-1。

因此,提高吸入药物在肺小气道中沉积率的方法包括以下3 个方面:①吸入药物的粒径为 2~5μm;②适宜的吸气流速;③增加每次吸气容积和延长吸药后屏气的时间。

表 4-1　不同直径气溶胶微粒的沉积部位

气溶胶微粒直径 /μm	气溶胶微粒在气道内的沉积部位
>100	不能进入气道
10~100	口、鼻、咽喉
5~10	鼻、咽
1~5	传导气道、肺泡
<0.5	无法沉积、被呼出

第二节　吸入药物的剂型与装置

吸入疗法常用的药物剂型包括吸入气雾剂、吸入粉雾剂、吸入喷雾剂、供雾化器用的液体制剂和可转变为蒸汽的制剂。根据吸入药物颗粒的初始速度将吸入制剂分为 2 种：一种是初速度为"0"，如吸入粉雾剂，另一种是初速度大于"0"，如吸入气雾剂、软雾剂及雾化液等。

吸入气雾剂每次递送的药物剂量和药物颗粒大小主要取决于产品的处方组成、制备工艺及装置的性能。吸入气雾剂时，药物颗粒进入气道的速度是由装置自身产生的初速度和吸气产生的药物颗粒运动速度所构成的合速度。当气雾剂装置自身已有较大初速度的情况下，吸气流速不应大，因为大的吸气流速会导致药物颗粒发生惯性嵌顿及在上气道产生湍流，容易沉积在上气道，从而不利于药物颗粒进入肺部。为了提高药物利用率使外周肺沉积率最大化，宜慢而深地吸药，吸药后屏气 10 秒。

吸入粉雾剂药物颗粒的运动速度、药物颗粒大小和药物输出率都与吸气的流速有关。吸气的流速越大，药物从装置输出的速度越快、颗粒越小、输出率越高。因此，应用吸入粉雾剂时，需要克服吸入器的内部阻力，并必须达到一定的流速，才可让药物颗粒从吸入粉雾剂载体中释放,产生合适的颗粒大小,并有效地沉积在肺部。不同装置的阻力不同,为了保证一个剂量药物完全递送,使肺沉积率的最大化,宜快而深地吸药,吸药后屏气10秒,不可向吸嘴呼气。

各类吸入制剂所对应的吸入装置包括:压力定量吸入器(presssurized metered dose inhaler,pMDI)、干粉吸入器(dry powder inhaler,DPI)、小容量雾化器(small volume nebulizer,SVN)、软雾吸入器(soft mist inhaler,SMI)。因为吸入疗法的药物分类中制剂和装置是紧密联系不可分开的,所以将常见的制剂和装置类型合并一起介绍。

常见吸入装置对应的制剂产品,见表4-2。

表4-2　常见吸入装置对应的制剂产品

吸入装置	常见制剂产品
pMDI	万托林®(硫酸沙丁胺醇吸入气雾剂)
pMDI-令畅®	倍择瑞®(布地格福吸入气雾剂)
DPI-都保®	信必可®(布地奈德福莫特罗吸入粉雾剂)
DPI-准纳器®	舒利迭®(沙美特罗氟替卡松粉吸入粉雾剂)
DPI-吸乐®	思力华吸乐®(噻托溴铵粉吸入粉雾剂)
DPI-易纳器®	欧乐欣®(乌美溴铵维兰特罗吸入粉雾剂)
	全再乐®(氟替美维吸入粉雾剂)
DPI-比斯海乐®	杰润®(茚达特罗格隆溴铵吸入粉雾剂)
SMIs-能倍乐®	思力华能倍乐®(噻托溴铵吸入粉雾剂)
雾化器用雾化液	普米克令舒®(吸入用布地奈德混悬液)
	万托林®(吸入用硫酸沙丁胺醇溶液)
	爱全乐®(吸入用异丙托溴铵溶液)
	沐舒坦®(吸入用盐酸氨溴索溶液)
	富露施®(吸入用乙酰半胱氨酸溶液)

吸入疗法的治疗效果与装置的选择和正确使用密切相关。临床上经常可以看到患者因错误使用吸入装置,造成治疗效果欠佳的后果。因此,掌握各种吸入装置的适用人群、使用方法及注意事项有助于保证吸入治疗效果,提高患者依从性。

吸入气雾剂及装置

吸入气雾剂系指含药溶液、混悬液或乳液,与合适抛射剂或液化混合抛射剂共同装封于具有定量阀门系统和一定压力的耐压容器中,使用时借助抛射剂的压力,抛射剂提供形成和释放气溶胶所需能量,将内容物呈雾状物喷出,用于肺部吸入的制剂。

吸入气雾剂的常见装置为压力定量吸入器(pMDI),该装置一般由耐压容器、定量阀与驱动装置三部分组成,含药溶液、乳状液或混悬液与适宜的抛射剂共同封装于耐压容器中。患者按压驱动装置,药物溶解或分散在抛射剂形成的微粒中被释放出来,抛射剂的迅速挥发使含有药物粒子的气溶胶被吸入肺中。pMDI 分为 pMDI 与带储雾罐的 pMDI。随着制剂技术的发展,一种采用共悬浮递送技术的共悬浮压力定量装置(共悬浮 pMDI)进入新的发展阶段。

共悬浮递送技术是 2014 年发展起来的新型递送技术。如图 4-3 所示,该类制剂采用共悬浮递送技术以表面多孔的轻质磷脂小球为载体(粒径约为 $2.0\mu m$)按处方比例吸附药物微晶后与抛射剂一起装入容器中,使用时释放出剂量和比例恒定的气溶胶。相比传统 pMDI,共悬浮递送技术递送的气溶胶中,各种药物的剂量和比例不受使用前装置振摇的次数、时间和强度及吸气流速的影响,并将药物按比例稳定地释出。共悬浮递送技术输出药物中微细微粒的比例为 61%~69%,肺部沉积率最高可达 48%。

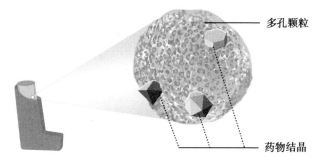

图 4-3　共悬浮 pMDI 药物微粒结构

装置结构

pMDI 结构如图 4-4，该装置由储药罐、计量阀门和传动装置（驱动器）组成。储药罐内药物悬浮或溶解于液体推进剂中，每次揿动驱动器后，借助于内部压力可以定量喷出药液。储雾罐装置如图 4-5，将吸入器与储雾罐连接，增加了 pMDI 喷嘴和口腔的距离，药物气溶胶能够在储雾罐内悬浮数秒。

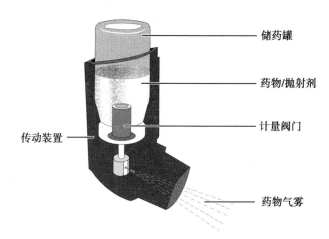

图 4-4　pMDI 的结构

151

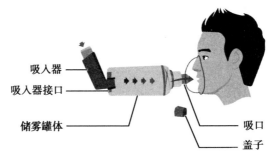

图 4-5 pMDI+ 储雾罐的结构

装置特点

pMDI 与 pMDI+ 储雾罐特点的比较,见表 4-3。

表 4-3 pMDI 与 pMDI+ 储雾罐特点的比较

种类	特点
pMDI	■ 小巧便捷、每揿给药定量准确 ■ 不会出现雾化装置因清洁不彻底引发的细菌污染 ■ 药物在肺部沉积少,口咽部沉积高,容易产生不良反应 ■ 需要患者协调吸入和启动装置联动,协调性差的患者使用不方便 ■ 大多数这类装置没有计数显示,患者使用时无法获知剩余剂量
pMDI+ 储雾罐	■ 避免患者手口不协调影响药物的有效吸入,可一喷多吸,提高药物的肺部沉积率 ■ 药物在口咽部沉积低,相应的不良反应较 pMDI 少 ■ 给药步骤非常关键,操作失误会使吸入药量不足甚至零吸入 ■ 塑料储雾罐的静电作用易使剂量不足或每揿剂量不均衡 ■ 抛射剂在储雾罐内进一步挥发降低了雾液致冷感和运行速度 ■ 比单用 pMDI 贵且便携性差

适用人群

适用人群广泛,但对于一些手口协调性差、无法正确使用该装置的患者需要谨慎选择。

使用方法

pMDI 的操作步骤,见图 4-6。

pMDI + 储雾罐的操作步骤,见图 4-7。

注意事项

- 首次使用前或当气雾剂已超过一星期未被使用时,应先向空气中试喷。吸入时,若有喷雾从气雾剂上端或从口旁漏出,即表示吸入操作有错误。倘若出现这种情况,必须从呼气开始重做整个过程。

- pMDI 内的定量阀门均位于装置底部,要保证每次喷药的剂量准确,使用时必须保持喷嘴在下的垂直位。

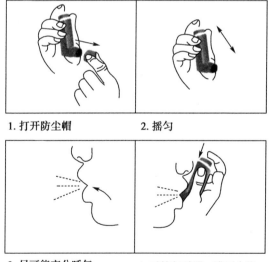

1. 打开防尘帽　　　　2. 摇匀

3. 尽可能充分呼气　　4. 手持气雾器,嘴唇合拢含住吸嘴,在缓慢且深地吸气的同时,按压药罐的底部,并继续吸气

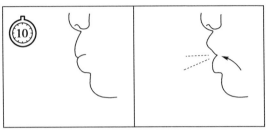

5. 在停止吸气后，将吸嘴移开嘴唇，尽可能屏气10秒　　6. 缓慢呼气

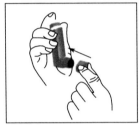

7. 盖上防尘帽

图 4-6　pMDI 的操作步骤

- 由于装置内各种成分的密度相差大,静置后可能出现分层,故每次使用前必须充分摇匀。
- 每次用药后应记录,以便预知何时需要使用新的吸入器。
- 极端温度对 pMDI 的应用有影响,应在室温保存,切勿冷藏。
- 室外低温环境下使用应先用手捂热吸入器,不可用其他方式加热,以免引起爆炸。
- 需要用 pMDI+ 储雾罐多剂量给药时,应喷一喷药吸多次,然后根据需要重复操作,不能同时喷几喷药而一并吸入。
- 如果使用了面罩,给药后应清洗药雾接触的皮肤表面。

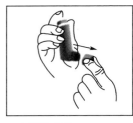

1. 打开防尘帽

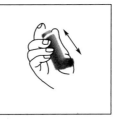

2. 摇匀

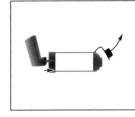

3. 将pMDI安装到储雾罐的尾端（远离储雾罐吸嘴的另一端）

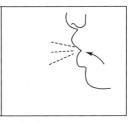

4. 尽可能充分呼气

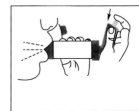

5. 一手托住储雾罐，另一手持气雾器，嘴唇合拢含住吸嘴，在缓慢且深地吸气的同时，按压pMDI药罐底部，并继续吸气

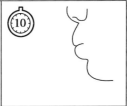

6. 在停止吸气后，将吸嘴移开嘴唇，尽可能屏气10秒，之后缓慢呼气

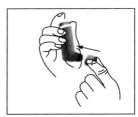

7. 盖上防尘帽

图 4-7 pMDI + 储雾罐的操作步骤

155

■ 应选用合适的储雾罐,如使用容量过大的储雾罐,可导致吸入肺内的药量减少。使用塑料储雾罐时由于静电作用可能使附壁药物增多,可在清洁时使用少量清洁剂并自然晾干,以降低静电作用。现已有金属储雾罐,无静电影响,但价格较昂贵。建议至少一周清洗一次储雾罐。折叠式硬纸板储雾罐亦已问世,不用清洗,抗静电,可一个月内多次使用。

吸入粉雾剂及装置

吸入粉雾剂(原称干粉吸入剂)系指固体微粉化原料药物单独或与合适载体混合后,以胶囊、泡囊或多剂量贮库形式,采用特制的干粉吸入装置,由患者吸入雾化药物至肺部的制剂。吸气肌收缩提供形成和吸入药物气溶胶所需的能量。

干粉吸入器(dry powder inhaler,DPI)是一种呼吸驱动装置,用于微粉化药物颗粒的递送。通过吸气将刺破的胶囊、打开的囊泡或贮库定量器中一定剂量的药物递送至气道。DPI 有两类,一类是单剂量胶囊型,如吸乐®;另一类是多剂量型,常用的有两种类型:贮库型如都保®和多单元剂量型如准纳器®、易纳器®。DPI 通常用多孔乳糖作为载体,药物微粒被吸附在多孔载体上,患者用药时,需要进行快而深的吸气以提供能量,克服装置本身的阻力,将药物从载体上分离,进入肺部,载体因粒径较大而被嵌顿在口咽部。

装置结构

DPI- 吸乐® 装置

DPI- 吸乐® 装置结构,见图 4-8。使用时按下穿刺按钮,两根刺针将中心储药腔(中心储药腔为标注处内部结构,标注处为中心储药腔视窗结构,用于观察吸入给药前药物是否装载)里的胶囊两端刺破,吸入时胶囊像螺旋桨一样在药腔中旋转,粉末则通过胶囊刺孔进入涡流吸入气流中,利用涡流剪切力进行药物和载体的有效分离。

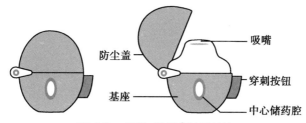

图 4-8 DPI- 吸乐® 装置结构

DPI- 都保® 装置

DPI- 都保® 装置结构,见图 4-9。当转动底座旋转把手时,刮药板将定量药盘中的药粉刮至吸气通道,利用吸气流,形成漩涡,将药品分散均匀,药物经双螺旋通道与载体分离,然后被吸入呼吸道,发挥药理作用。

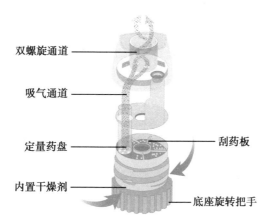

图 4-9 DPI- 都保® 装置结构

DPI- 准纳器® 装置

DPI- 准纳器® 装置结构,见图 4-10。准纳器® 是将药物封闭于卷曲的密封带内的药囊内,推动滑动杆时,一个药囊刺破,释放药物,通过吸入气流将药物吸入肺内。准纳器® 上的剂量指示窗,可显示装置中剩余的吸药次数。

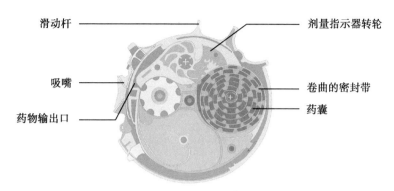

滑动杆

吸嘴

药物输出口

剂量指示器转轮

卷曲的密封带

药囊

图 4-10　DPI- 准纳器 ® 装置结构

DPI- 易纳器® 装置

DPI- 易纳器® 装置结构, 见图 4-11。易纳器® 内含两根 30 剂药囊的密封带, 药物颗粒被密封在密封带内, 拥有同轴联动设计, 能够完成开盖、上药一步激活。防尘盖的颜色与装置其他部位不同, 这有助于患者识别开口。凹槽则可引导盖子滑动的方向和完整行程。

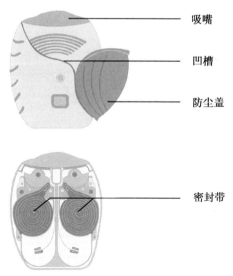

吸嘴

凹槽

防尘盖

密封带

图 4-11　DPI- 易纳器® 装置结构

装置特点

DPI 装置体积小,方便携带,递送药量大,更加适合大分子药物。该装置使用时由吸气触发,虽然对患者协同性的要求较低,但要求有中到高速的吸气流速,即吸气流速大于 30L/min,以提供足够的能量使药物与载体分离成气溶胶。相较于多剂量 DPI,单剂量 DPI 需使用者自行装入胶囊,使用略为不便。

适用人群

DPI 适用范围广,可用于吸气流速符合装置要求(见表 4-10)的患者,不推荐用于 5 岁以下儿童和呼吸功能受损的患者。

DPIs- 吸乐® 装置使用方法

DPI- 吸乐® 装置操作步骤,见图 4-12。

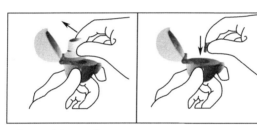

1. 打开防尘帽和吸嘴　　2. 从包装中取出一粒胶囊,放于中央室,合上吸嘴直至听到咔哒声

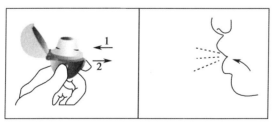

3. 将刺孔按钮完全按下一次,然后松开　　4. 尽可能充分呼气

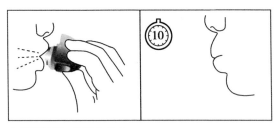

5. 手持装置，嘴唇合拢含住吸嘴，快速用力吸气

6. 在停止吸气后，将吸嘴移开嘴唇，尽可能屏气10秒，之后缓慢呼气

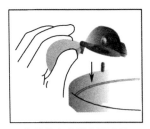

7. 完成吸入后倒出用过的胶囊，盖上防尘帽

图 4-12　DPI- 吸乐®装置操作步骤

DPI- 吸乐®装置使用注意事项

■ DPI- 吸乐®装置可以重复使用 1 年,每月清洗装置 1 次。打开防尘帽和吸嘴,向上推起刺孔按钮打开基托,用清水全面淋洗吸入器以除去粉末,晾干,待装置内外完全干燥后可再次使用。

■ 刺孔按钮完全按下一次即可将胶囊刺破,无须多次,以免吸入破碎的胶囊壳。将胶囊放入中央室,而不是吸嘴的中孔。

■ 注意避免将药物粉末弄入眼内。

■ 临用前揭开泡眼背面的铝箔,使一粒胶囊完全露出并取出。如果另一粒胶囊不慎暴露于空气,该胶囊必须丢弃。

■ 其他注意事项,见表 4-6 各类吸入装置常见使用错误。

DPI- 都保® 装置使用方法

DPI- 都保® 装置的操作步骤,见图 4-13。

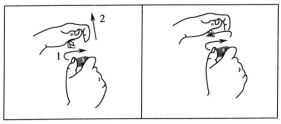

1. 旋松并拔出瓶盖	2. 保持装置垂直,握住红色旋柄和中间部分,向某一方向旋转到底,再向其反方向旋转到底,听到咔哒声,即完成装药

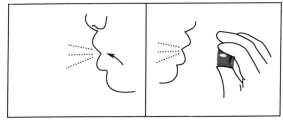

3. 尽可能充分呼气	4. 手持装置,嘴唇合拢,含住吸嘴,快速用力吸气

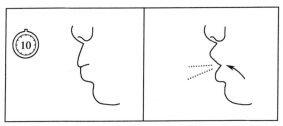

5. 在停止吸气后,将吸嘴移开嘴唇,尽可能屏气10秒	6. 缓慢呼气

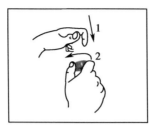

7. 盖上并旋紧盖子

图 4-13 DPI- 都保® 装置的操作步骤

DPI- 都保® 装置使用注意事项

- 平时不要随意转动都保® 的红色旋钮,否则计数不准确。装药时要保持都保® 直立,以避免装药剂量不准确。
- 药品用完后,摇晃仍能听到声音,是干燥剂的声音,指示窗全红表示药已用完。
- 其他注意事项,见表 4-6 各类吸入装置常见使用错误。

DPI- 准纳器® 使用方法

DPI- 准纳器® 的操作步骤,见图 4-14。

DPI- 准纳器® 使用注意事项

- 使用时将外壳完全打开,向外推滑动杆直至发出咔哒声。
- 剂量指示窗可以显示剩余使用的次数,用一次少一次,显示 "0" 表示药已用完。

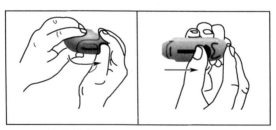

1. 用一手握住外壳,另一手的大拇指放在拇指柄上向外推动拇指直至完全打开

2. 向外推滑动杆,直到发出咔哒声

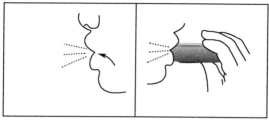

3. 尽可能充分呼气

4. 手持装置，嘴唇合拢，含住吸嘴，快速用力吸气

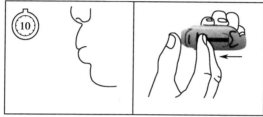

5. 在停止吸气后，将吸嘴移开嘴唇，尽可能屏气10秒，之后缓慢呼气

6. 关闭滑动杆

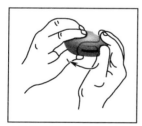

7. 关闭装置

图 4-14 DPI- 准纳器® 装置的操作步骤

- 使用 DPI- 准纳器®时需注意不能随意拨动滑杆，以免浪费药物。
- 注意保持 DPI- 准纳器® 干燥，不用时保持关闭状态。
- 其他注意事项，见表 4-6 各类吸入装置常见使用错误。

■ DPI- 易纳器® 使用方法

DPI- 易纳器® 的操作步骤,见图 4-15。

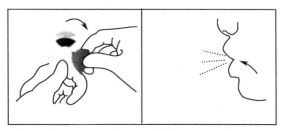

1. 打开防尘帽直至听到咔哒声　2. 尽可能充分呼气

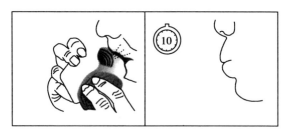

3. 手持装置,嘴唇合拢,含住吸嘴,快速用力吸气　4. 在停止吸气后,将吸嘴移开嘴唇,尽可能屏气10秒

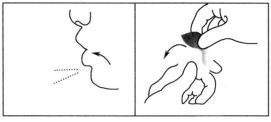

5. 缓慢呼气　6. 关闭装置

图 4-15　DPI- 易纳器® 装置的操作步骤

DPI- 易纳器® 使用注意事项

■ 在不吸入药物时打开和关闭 DPI- 易纳器® 盖,将会损失

药物剂量。损失的剂量将被完全地保存在 DPI- 易纳器® 中,但不能再被使用。

■ DPI- 易纳器® 的设计可有效防止意外吸入额外的药物或者一次吸入双倍剂量。

■ 任何时候均不能摇晃 DPI- 易纳器®。

■ 使用过程中,请勿用手指堵住通气孔。

■ 如果要清洁吸嘴,请在关闭 DPI- 易纳器® 盖前使用干纸巾擦拭清洁。

■ 其他注意事项,见表 4-6 各类吸入装置常见使用错误。

雾化液与雾化器

雾化液系指通过雾化器产生供吸入用气溶胶的溶液、混悬液和乳液。雾化器是一类通过高压气体、超声震动或其他方法将液体转化为气溶胶的装置。雾化疗法应用特制的气溶胶发生装置,将水分和药液形成气溶胶的液体微滴或固体微粒,被吸入并沉积于呼吸道和肺泡靶器官,以达到治疗疾病、改善症状的目的,同时雾化吸入也具有一定的湿化气道作用。目前主要的雾化吸入装置有射流雾化器、超声雾化器和振动筛孔雾化器。

装置结构

射流雾化器的结构,见图 4-16。射流雾化器的压缩气体高速运动通过狭小开口后减压,喷嘴与吸水管之间产生负压作用,药液由于虹吸作用通过吸水管被吸入喷嘴旁的小管,吸上来的药物冲击到上方的隔片,变成极细的雾状颗粒向外部喷出。

超声雾化器的结构,见图 4-17。超声雾化器底部振动片,亦称为"压电转换器",将电能转换为超声波声能,产生振动并透过雾化罐底部的透声膜,将容器内的液体振动音波传导至溶液表面,使药液剧烈振动,破坏其表面张力和惯性,从而形成无数细小气溶胶颗粒释出。

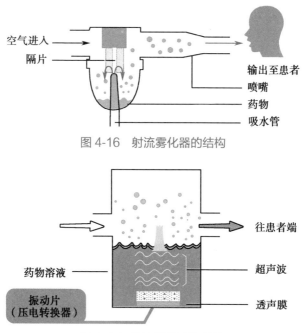

空气进入

隔片

输出至患者
喷嘴
药物
吸水管

图 4-16　射流雾化器的结构

往患者端

药物溶液

振动片
（压电转换器）

超声波

透声膜

图 4-17　超声雾化器的结构

　　振动筛孔雾化器的结构,见图 4-18。振动筛孔雾化器主要包括储药罐、环形压电陶瓷、振动网筛。环形压电陶瓷接受特定频率的激励信号后,产生径向振动,从而带动网筛发生径向振动,振动网筛在压电陶瓷的径向振动下出现沿轴线方向反复挠曲运动,从而使液体克服表面张力,使液体经过微孔形成小液滴,形成气溶胶。

　　装置特点

　　雾化吸入装置使用剂量可以灵活调整,对患者协同性无要求,潮式呼吸即有效。若没有配伍禁忌,可以实现药物的联合治疗,同时还可以辅助供氧。但是该类装置的缺点是:使用时间长有污染的可能,装置便携性差,疗效变异较大,购买雾化器设备一次性投入高。

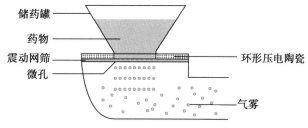

图 4-18 振动筛孔雾化器的结构

不同雾化吸入装置的优缺点比较,见表4-4。

表 4-4 不同雾化吸入装置的优缺点

种类	优点	缺点
射流雾化器	■ 结构简单,经久耐用,应用广泛 ■ 叠加振荡波的鼻-鼻窦射流雾化器可使药物振荡扩散,有效沉积鼻窦腔,还可湿化鼻窦黏膜,即使儿童也同样适用	■ 有噪音,需有压缩气源或电源(多为交流电源)驱动 ■ 鼻-鼻窦射流雾化器在治疗时需关闭软腭,屏住呼吸,较难掌握。因此,在患者掌握吸入方法之前,应有医务人员指导
超声雾化器	■ 释雾量大 ■ 安静无噪音	■ 需要电源(多为交流电源) ■ 易发生药物变性 ■ 易影响水溶性不同的混悬液浓度
振动筛孔雾化器	■ 安静无噪音,小巧轻便,可用电池驱动 ■ 药液可置于呼吸管道上方,不受管道液体倒流污染 ■ 可随时调整雾化吸入药物量	■ 需要电源(电池) ■ 耐久性尚未确认,可供选择的设备种类较少

适用人群

适用人群广泛,对手口协调性不佳的老年和幼儿患者均可使用。

使用方法

■ 治疗前的准备

雾化吸入治疗前 1 小时不应进食,清洁口腔分泌物和食物残渣,以防雾化过程中气流刺激引起呕吐。洗脸、不抹油性面膏,以免药物吸附在皮肤上。

对于婴幼儿和儿童,为保持平静呼吸宜在安静或睡眠状态下治疗,雾化前 30 分钟内不应进食。

■ 治疗时操作步骤

(1) 按医嘱将药液配置好放入雾化吸入器内,如采用氧气驱动雾化,应调整好氧流量至 6~8L/min,观察出雾情况,注意勿将药液溅入眼内。

(2) 采用舒适的坐位或半卧位,用嘴深吸气、鼻呼气方式进行深呼吸,使药液充分达到支气管和肺部。

(3) 密切关注雾化吸入治疗中潜在的药物不良反应。出现急剧频繁咳嗽及喘息加重,如是雾化吸入过快或过猛导致,应放缓雾化吸入的速度;出现震颤、肌肉痉挛等不适,不必恐慌,及时停药。如为 SABA(特布他林等)引起,一般停药后即可恢复;出现呼吸急促、感到困倦或突然胸痛,应停止治疗,并立即就医。

■ 治疗后的护理

(1) 使用面罩者嘱其及时洗脸,或用湿毛巾抹干净口鼻部的雾珠,以防残留雾滴刺激口鼻皮肤引起皮肤过敏或受损。婴幼儿面部皮肤薄,血管丰富,残留药液更易被吸收,需及时洗漱。

(2) 年幼儿童可用棉球蘸水擦拭口腔,再适量喂水,特别是使用激素类药物时,以减少口咽部的激素沉积,减少真菌感染等不良反应的发生。

(3) 及时翻身拍背有助于黏附在气管、支气管壁上的痰液脱落,保持呼吸道通畅。

注意事项

■ 定期消毒雾化器,避免污染和交叉感染,提倡每个患者专用一个雾化器以避免交叉感染。

- 避免超常剂量使用β₂受体激动剂,尤其是老年人,以避免严重心律失常发生。

- 不可超说明书用药,注意防逸散、防污染。

- 少数患者雾化吸入后,不仅没有出现支气管舒张,反而诱发支气管痉挛,即所谓"治疗矛盾现象",应寻找原因,及时采取防治措施。

- 对呼吸道刺激性较强的药物不宜作雾化吸入。碱性药液及高渗盐水可引起气道高反应性,导致支气管痉挛,应避免用于雾化吸入。油性制剂也不能以吸入方式给药,否则可引起脂质性肺炎。

- 使用压缩空气/氧气驱动雾化吸入治疗时,应保持一定的流量(6~8L/min)和管道的通畅。

- 超声雾化具有加热的作用,可能影响药物的成分和配方,如布地奈德混悬液及生化药物。

- 注意复配后雾化液的pH、渗透压、温度和气味,常用雾化吸入药物的配伍见表4-5。

吸入喷雾剂及装置

吸入喷雾剂系指原料药物或与适宜辅料填充于特制的装置中,使用时借助手动泵的压力、高压气体、超声振动或其他方法将内容物呈雾状物释出,用于肺部吸入或直接喷至腔道黏膜及皮肤等的制剂。吸入喷雾剂中软雾吸入剂较常见。

软雾吸入器(soft mist inhaler,SMI)是一种新型环保的无推进剂吸入装置,通过机械压力迫使药物溶液通过一个或多个喷嘴发挥作用。这些装置可以是纯机械的,也可以使用电子和微型电路技术。SMI具有如下技术原理:①弹簧的记忆原理。弹簧受压缩时记忆的能量在它恢复时便释放出来,为形成和释放气溶胶提供能量。②超细毛细管精准定量。每次使用时毛细管

表 4-5　常用雾化吸入药物的配伍

	沙丁胺醇	阿福特罗	肾上腺素	福莫特罗	左旋沙丁胺醇	间羟异丙肾上腺素	布地奈德	色甘酸	异丙托溴铵	乙酰半胱氨酸	多黏菌素	妥布霉素	氯化钠溶液	α-链道酶
沙丁胺醇		NI	NI	NI	NI	NI	C	C	C	NI	C	C	NI	X
阿福特罗	NI		NI	NI	NI	NI	C*1	NI	C*1	C*1	NI	NI	NI	X
肾上腺素	NI	NI		NI	NI	NI	NI	C	NI	NI	NI	NI	NI	X
福莫特罗	NI	NI	NI		NI	NI	C	NI	NI	NI	NI	NI	NI	X
左旋沙丁胺醇	NI	NI	NI	NI		NI	C	C*1	C*1	NI	NI	NI	NI	X
间羟异丙肾上腺素	NI	NI	NI	NI	NI		NI	C	C	NI	NI	NI	NI	X
布地奈德	C	C+1	NI	C	C	NI		C	C	C	NI	X	NI	X

续表

	沙丁胺醇	阿福特罗	肾上腺素	福莫特罗	左旋沙丁胺醇	间羟异丙肾上腺素	布地奈德	色甘酸	异丙托溴铵	乙酰半胱氨酸	多黏菌素	妥布霉素	氯化钠溶液	α-链道酶
色甘酸	C	NI	C	NI	C*¹	C	C	C	C	C	NI	X	NI	X
异丙托溴铵	C	C*¹	NI	NI	C*¹	C	C	C	NI	C	NI	C	NI	X
乙酰半胱氨酸	NI	C*¹	NI	NI	NI	NI	C	C	C	C	C	NI	NI	X
多黏菌素	C	NI	NI	NI	NI	NI	NI	NI	NI	C		CD	NI	X
妥布霉素	C	NI	NI	NI	NI	NI	X	X	C	NI	CD		NI	X
氯化钠溶液	NI	NI	NI	X	NI	NI	NI	NI	NI	NI	NI	NI		X
α-链道酶	X	X	X	X	X	X	X	X	X	X	X	X	X	

注:C. 有临床研究确证特定混合物的稳定性和相容性;C*¹. 来自生产厂家的报告确证特定混合物的稳定性和相容性,在许多情况下,这些例子不适用于综述,通过包装内的说明或与厂家直接沟通确认或说明可行;X. 有证据确认或建议,特定混合物不能配伍;CD. 配伍稳定性数据有争议;NI. 评价配伍稳定性证据不充分,除非将来有证据来证明。

从药筒中吸取 15μl 药液,药量精准,剂量稳定且降低了对形成气溶胶所需能量的要求。③独特的两束药液射流对撞原理。独特的设计使两束行进中的药液射流在特定角度撞击,从而形成"软雾"。

装置结构

SMI-能倍乐®的装置结构,见图 4-19。依靠 180° 转动其底座产生的弹簧机械动力可将内置药物溶液经定量毛细管转运至软雾喷嘴,产生两股特殊交叉角度喷射的微细雾化颗粒,喷雾的速率为 0.8m/s,持续时间达 1.5 秒。

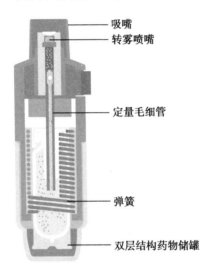

吸嘴
转雾喷嘴
定量毛细管
弹簧
双层结构药物储罐

图 4-19　SMI-能倍乐® 的装置结构

装置特点

SMI 装置操作简单,便于携带,能够主动喷雾,喷射时间长,理想粒径的颗粒含量高,喷射速度慢,可以减少药物在口咽部的沉着,提高肺部沉积率,患者尤其是手口协调性不佳的患者可以轻松吸入,但是该装置较其他吸入装置价格高。

适用人群

手口协调性不佳的老年和幼儿患者均可使用。

使用方法

SMI- 能倍乐® 的操作步骤,见图 4-20。

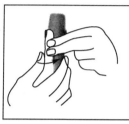

1. 将透明底座按照标签箭头指示方向旋转半周直至听到咔哒声

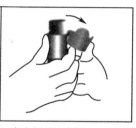

2. 完全打开防尘帽

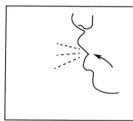

3. 尽可能充分呼气

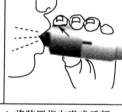

4. 将装置指向喉咙后部,压给药按钮并缓慢尽可能长时间吸气

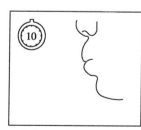

5. 在停止吸气后,将吸嘴移开嘴唇,尽可能屏气10秒

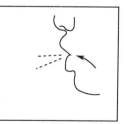

6. 缓慢呼气

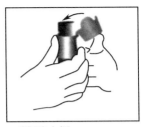

7.关闭防尘帽

图 4-20　SMI- 能倍乐® 装置的操作步骤

注意事项

- 初次使用前装置准备,分 6 步。①取下透明底座:在防尘帽关闭状态下,按住保险扣,同时另一只手用力拔下透明底座。②插入药瓶:将药瓶的细小一端插入吸入器,将吸入器置于稳固平面上,用力向下按压,使其良好对位。③重新装回透明底座:将透明底座重新装回原来的位置,直到发出咔哒声。④旋转:按照吸入器标签上箭头所示方向旋转透明底座直到发出咔哒声(即旋转半周)。⑤打开防尘帽。⑥按压释药:将吸入器指向地面,按压药物释放按钮,重复步骤④ ~ ⑥,直至看见有水雾喷出。

- 如果吸入装置超过 7 天没有使用,可以先朝地上释放一揿。如果超过 21 天没有使用,需重复“初次使用前装置准备步骤④ ~ ⑥”。

- 自初次使用 3 个月后,即使药物尚未用完也应当丢弃。

- 药量指标计可以大致显示剩余药量,当指针进入红色区域,表示大约还剩余 7 天的药量(14 揿),这时就需要去准备一个新的喷雾剂;当指针到达红色区域顶端时即 30 天(60 揿)剂量的药物已经用完。

- 需使用湿布或湿棉纸清洁吸嘴,包括吸嘴中的金属部分,每周至少一次。

- 其他注意事项,见表 4-6 各类吸入装置常见使用错误。

表 4-6 各类吸入装置常见使用错误

装置类型	常见使用错误
pDMI	喷药前没有用力振摇装置,使吸入器内物质被充分混合 吸气速度过快,吸入后没有屏气 10 秒或屏气时间不足 喷嘴与储药罐上下倒转,没有保持喷嘴在下的垂直位 按压 pMDI 装置后将装置从储雾罐中拔出 储雾罐清洗后未擦干就使用
DPI- 都保®	旋转底座时不垂直,造成剂量不准确 对着吸嘴呼气,使药粉受潮 用水清洗瓶嘴 摇晃时听到声音就是有药,这是错误的。当红色记号到达指示窗底线时,就已经没药了,听到的声音,其实是干燥剂的声音 部分年幼儿童气流不够,吸气不均匀,进入气道的药量少
DPI- 准纳器®	未将外壳完全打开或未向外推滑动杆直至发出咔哒声 对着吸嘴呼气,嘴唇未包裹准纳器®吸嘴或舌头堵住吸嘴 吸气时间过短过快,大部分药物沉积在咽部 吸药时上半身未保持直立状态 吸气动作与拉开滑动杆动作同时进行 吸药后未擦拭吸嘴或吸药后未漱口
DPI- 吸乐®	未刺破胶囊 对着吸嘴呼气,嘴唇未包裹装置吸嘴或舌头堵住吸嘴 吸气时间过短过快,大部分药物沉积在咽部 吸药时上半身未保持直立状态 吸药后未能屏气及吸药后未擦拭吸嘴
DPI- 易纳器®	对着吸嘴呼气,嘴唇未包裹装置吸嘴或舌头堵住吸嘴 吸气时间过短过快,大部分药物沉积在咽部 手指堵住通气孔 吸药时上半身未保持直立状态 吸药后未能屏气及吸药后未擦拭吸嘴

装置类型	常见使用错误
SMI- 能倍乐®	初次使用时没有正确装载药瓶,未将药瓶完全抵紧,使其完全进入 使用时未完全旋转透明底座 旋转透明底座时,未盖上防尘帽,导致药物意外释放 嘴唇没有完全包住吸嘴或包住吸嘴时意外堵住通气孔 吸入前未充分呼气,吸入后未屏气或屏气时间不足

各种剂型都有其优势和不足,具体特点比较见表 4-7。

表 4-7　各种吸入剂型特点比较

	传统 pMDI	共悬浮 pMDI	DPI	SMI	供雾化器用 的液体制剂
吸气驱动给药	×	×	√	×	×
无须振摇	×	×	√	√	√
携带、使用方便	√	√	√	√	×
药物易于沉积肺部	×	√	×	√	√
价格较便宜	√	×	×	×	×
不含抛射剂	×	×	√	√	√
有计数装置	×	√	√	×	√
可辅助供氧、联合 治疗	×	×	×	×	√
治疗时间短	√	√	√	√	×
存在污染可能性	×	×	×	×	√

不同吸入装置有不同的特性,常见吸入装置的特性比较见表 4-8。

表 4-8　常见吸入装置的特性比较

特性	传统 pMDI	共悬浮技术 pMDI	pMDI+ 储雾罐	DPI	SMI
药物递送					
肺部沉积率	9%~20%	38%~48%	10%~44%	10%~28%	45%~52%
微细颗粒含量 [a]	26%~44%	61%~69%	26%~44%	7%~35%	66%~75%
口咽部沉积率	71%~82%	52%~61% [b]	4%~31%	50%~80%	15%~24%
气溶胶持续时间 /s	0.15~0.36	0.15~0.36	—	—	1.5
气溶胶运行速度 [c]/(m/s)	5.1~8.4	5.1~8.4	—	—	0.8
剂量重复性好	√	√	√	×	√
装置操作					
吸气流速 /(L/min)	10~30	10~30	10~30	20~60 [d]	10~30
手口协同要求低	×	×	×	√	√
吸气同步驱动	×	×	×	√	×

续表

特性	传统 pMDI	共悬浮技术 pMDI	pMDI+储雾罐	DPI	SMI
无须摇匀	×	×	×	√	√
其他特性					
不受湿度影响	√	√	√	×	√
无抛射剂	×	×	×	√	√
便于携带	√	√	×	√	√
有计数器	×	√	×	√	√

注：a 不同研究微细颗粒标准不完全一致（≤5.8μm 或<5μm）；b 口咽部和胃部的沉积之和；c 距离喷嘴 10cm 处的速度；d 每个 DPI 的最佳吸气流速略有不同，此处只做参考。

第三节　影响吸入治疗的因素

达到理想吸入治疗的条件是药物能通过吸入装置在肺效应部位高效沉积,吸入装置使用方便,有利于患者长期坚持治疗。吸入治疗的影响因素包括吸入装置特性、患者的吸入技术等,见表 4-9。常用干粉吸入器所需的吸气流速,见表 4-10。

表 4-9　影响吸入治疗的因素

影响因素	主动气溶胶发生装置 (如 pMDI、SMI)	被动气溶胶发生装置 (如 DPI)
装置因素	■ 颗粒粒径和微细颗粒比例 理想的药物颗粒粒径为 2~5μm,提高微细颗粒比例有助于提高肺部沉积。常见吸入装置微细颗粒(≤ 5.8μm)含量如表 4-8 所示。 ■ 气溶胶运行速度 较低的气溶胶运行速度有助于减少药物在口咽部的沉积,SMI 为 0.8m/s,pMDI 为 5.1~8.4m/s ■ 气溶胶输出持续时间 气溶胶持续时间长有利于患者协同吸入,SMI-能倍乐®为 1.5 秒,pMDI<0.4 秒	■ 装置内部阻力 内部阻力影响吸入流速大小,进而影响药物颗粒大小与其肺部沉积率 ■ 装置受潮 装置受潮可以影响其内部阻力,尽量在吸气末、口腔负压时取下吸入装置,避免向装置内呼气,严格按照说明书要求使用与存放
患者因素	■ 患者的理解、操作和吸气能力是吸入装置规范应用的重要影响因素。 ■ 吸入技术 用力且深的吸气有助于吸入更多的药物、提高肺部沉积率、减少口咽部沉积;不同 DPI 所需的吸气流速见表 4-10 通常在吸入后患者需要屏气 10 秒左右,以利于药物在小气道沉降	

续表

影响因素	主动气溶胶发生装置 (如 pMDI、SMI)	被动气溶胶发生装置 (如 DPI)
患者因素	■ 患者依从性 多方面的评估以及运动训练、教育、自我管理干预等在内的 全面干预,有利于建立长期用药的依从性 ■ 疾病因素 气管黏膜充血、气道炎症、气管支气管畸形、肺不张均会影 响气溶胶的沉积,影响疗效	

表 4-10 常用干粉吸入器所需的吸气流速

干粉吸入器 (DPI)	吸气 DPI 阻力 / (kPa)	最小吸气流速 / (L/min)	最佳吸气流速 / (L/min)
都保®	0.039	30	60
吸乐®	0.058	20	30
准纳器®	0.027	30	>60
易纳器®	0.027	30	60

第四节 吸入疗法的规范应用

吸入疗法能否取得理想的效果取决于两方面的因素:一是吸入装置的合理选择,需要从五方面综合评估,如患者的生理能力、理解能力、操作能力、反应能力及承受能力,综合考虑患者对吸入装置的理解水平和操作技能来选择适合患者的吸入装置。二是吸入装置的正确使用,需要教育患者掌握所选装置的使用方法。压力定量吸入器使用时,需要慢而深地吸药而后屏气 10 秒,并且需要患者手口协调;干粉吸入器使用时,需要快而深地吸药而后屏气 10 秒,不可向吸嘴呼气;软雾吸入器使用时,需要平稳吸药后适当屏气;雾化液使用时需要选择合适的吸入用雾化器,注意防逸散、防污染,不可超说明书用药,注意复配后雾化液的 pH、渗透压、温度和气味。为了确保治疗效果，医务人员应定期回访患者，评估患者吸入技术，根据他们的实际情况适时调整吸入装置和药物剂量。

吸入装置的个体化选择路径

吸入装置的个体化选择路径，见图 4-21。

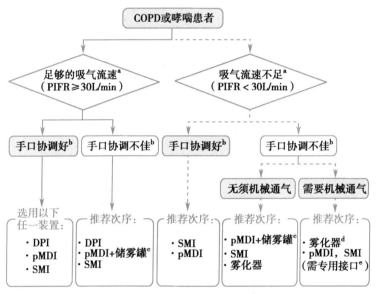

注：PIFR，peak inspiratory flow rate，吸气峰流速；[a] 可使用吸气流速测定器，一种模拟不同吸入装置内部阻力的手持设备检测患者的吸气峰流速（PIFR）；[b] 经适当培训后判断；[c] 如患者经培训后仍无法手口配合，可考虑添加储雾罐；[d] 优选有加热湿功能的雾化器；[e] 如呼吸机管路无储雾罐结构，pMDI 和 SMI 需通过储雾罐与呼吸机连接。

图 4-21　吸入装置的个体化选择路径

全球支气管哮喘防治倡议（the Global Initiative for Asthma，GINA）2020 推荐 5 岁以下儿童使用吸入药物时选择 pMDI 并配合使用储雾罐。储雾罐一般都带有一个口含式吸嘴和一个面罩,小于 4 岁儿童可选用面罩进行吸入,4~5 岁儿童可选用口含式吸嘴。使用储雾罐 +pMDI 时先把药物喷入储雾罐中,同时年幼患者通过面罩或口含式吸嘴吸入储雾罐内的药物。该装置对喷药和吸气同步性要求不高,容易掌握,而且只需要较小的吸气流速,适合年幼患者使用。

吸入技术的评估要点

各种吸入装置操作技术评估要点,见表 4-11。

表 4-11　各种吸入装置操作技术评估要点

要点	项目	内容
1	准备工作	检查计数器(如有)确认有足够的剩余剂量,以及何时需要更换。如使用前摇动吸入装置,具体参考商品说明书
2	填装药品	打开吸入装置或盖子,填装药品以备使用,具体参考说明书以确认如何填装和重新填装的频率
3	充分呼气	远离吸嘴,尽可能充分呼气
4	包裹吸嘴	将吸嘴含入嘴中并用嘴唇严密包裹
5	恰当吸气	干粉吸入装置应快速用力吸气(2~3 秒);加压定量气雾装置、共悬浮压力定量装置、软雾吸入装置应缓慢且深地吸气(≥ 4 秒)
6	屏气 10 秒	将吸入装置从嘴边移开,屏住呼吸 5~10 秒,然后缓慢呼气
7	关闭和重复	关上吸入装置或合上盖子,必要时重复

吸入技术的随访

医务人员应对使用吸入剂的患者进行长期持续回访,反复核查患者吸入技术的正确性,对于重新培训后仍无法掌握吸入技术的患者,应进行充分沟通并在征得患者同意后考虑调整为其他吸入装置,并重新进行吸入技术培训。具体流程见图 4-22。同时推荐患者使用吸入记录表详细记录每天吸入药物的时间、剂量及使用该吸入装置的感受,医务人员根据患者记录表评估其使用吸入装置依从性。

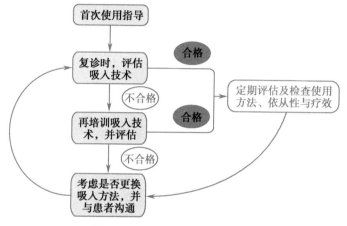

图 4-22　吸入技术的随访路径

参考文献

［1］阚全程. 医院药学(药剂学部分). 北京:中华医学电子音像出版社, 2016.

［2］方亮. 药剂学. 8 版. 北京:人民卫生出版社, 2016.

［3］国家药典委员会. 中华人民共和国药典(四部), 北京:中国医药科技出版社, 2020.

［4］崔福德. 药剂学. 7 版. 北京:人民卫生出版社, 2011.

［5］中华医学会临床药学分会《雾化吸入疗法合理用药专家共识》编写组. 雾化吸入疗法合理用药专家共识(2019 年版). 医药导报, 2019, 38 (2): 135-142.

［6］中国医学装备协会呼吸病学专委会吸入治疗与呼吸康复学组, 中国慢性阻塞性肺疾病联盟. 稳定期慢性气道疾病吸入装置规范应用中国专家共识. 中华结核和呼吸杂志, 2019, 42 (4): 241-251.

附　录

附录 1　妊娠期及哺乳期平喘药安全性速查表格

附表 1-1　妊娠期及哺乳期用药安全性分级标准

分级	安全性说明
妊娠期用药对胎儿安全性	
A	在设对照组的药物研究中,在妊娠期前 3 个月的妇女未见到药物对胎儿产生危害的迹象(并且也没有在其后 6 个月具有危害性的证据),该类药物对胎儿的影响甚微
B	在动物繁殖性研究中(并未进行孕妇的对照研究),未见到药物对胎仔的不良影响。或在动物繁殖性研究中发现药物有副作用,但这些副作用并未在设对照的、妊娠期前 3 个月的妇女中得到证实(也没有在其后 6 个月具有危害性的证据)
C	动物研究证明药物对胎仔有危害性(致畸或胚胎死亡等),或尚无设对照的孕妇研究,或尚未对孕妇及动物进行研究。本类药物只有在权衡对孕妇的益处大于对胎儿的危害之后,方可使用
D	有明确证据显示,药物对人类胎儿有危害性
X	对动物和人类的药物研究或人类用药的经验表明,药物对胎儿有危害,而且孕妇应用这类药物无益,因此禁用于妊娠或可能怀孕的患者
哺乳期用药对乳儿安全性	
L1	最安全:在哺乳期妇女的对照研究中,没有发现对乳儿有危害的证据,或者对乳儿的影响甚微

分级	安全性说明
L2	较安全:在有限数量的哺乳期妇女的对照研究中,未发现对乳儿明显副作用,或者危险性证据很少
L3	中等安全:没有在哺乳期妇女中进行对照研究,但喂哺婴儿出现不良反应的危害性可能存在;或者对照研究仅显示有很轻微的非致命性的副作用
L4	可能危险:有对喂哺婴儿或母乳制品的危害性的明确证据,哺乳期妇女处在危及生命或严重病的情况下,如果其他较安全的药物不能使用或使用无效,考虑使用本类药物的利大于弊后方可使用,同时停止哺乳
L5	禁忌:本类药物禁用于哺乳期妇女

注:妊娠期及哺乳期药物安全性分别针对胎儿和乳儿。一般情况下,哺乳期药物安全性分级 L1~L3 的药物使用时可以不用停止哺乳,L4 与 L5 的药物需要停止哺乳。此分级虽然废除,有最新分级的内容,但鉴于新分级方式普及还有很长时间,旧分级仍在普遍应用,因此本书先保留旧分级。

附表 1-2　常用平喘药哺乳期安全性分级

药物类别	药物名称	哺乳期分级
吸入性糖皮质激素	布地奈德	L1
	倍氯米松	L2
	氟替卡松	L3
口服糖皮质激素	泼尼松	L2
	泼尼松龙	L2
	甲泼尼龙	L2
	氢化可的松	L3
	地塞米松	L3

续表

药物类别	药物名称	哺乳期分级
吸入用 β₂ 受体激动剂	特布他林	L2
	沙丁胺醇	L1
	福莫特罗	L3
	沙美特罗	L2
吸入性 M 胆碱受体阻滞药	异丙托溴铵	L2
	噻托溴铵	无相关资料
白三烯受体拮抗剂	孟鲁司特	L3
甲基嘌呤类药物	茶碱	L3
	二羟丙茶碱	L3

注:哺乳期药物分级多采用 Hale 博士提出的 5 级分类:L1 最安全(safest),L2 较安全(safer),L3 中等安全(moderately safe),L4 可能危险(possibly hazardous),L5 禁忌(contraindication),详见附表 1-1。

附录 2　已上市常用咳喘吸入药物

附表 2　已上市常用咳喘吸入药物汇总

类别	药物	给药系统	备注
ICS	倍氯米松	pMDI(混悬液) DPI(胶囊) 雾化液	pMDI 原研药为混悬液且未在国内上市,国产 pMDI 产品混悬液或溶液未知
	布地奈德	pMDI(混悬液) DPI(多剂量) 雾化液	pMDI 原研药为混悬液且未在国内上市
	氟替卡松	pMDI(混悬液) DPI(囊泡) 雾化液	—

类别	药物	给药系统	备注
ICS	糠酸莫米松	DPI(多剂量)	未在 NMPA 查询到糠酸莫米松 DPI 产品批准
	环索奈德	pMDI(溶液)	pMDI 原研药未在国内上市,国产 pMDI 产品溶液型
SABA	沙丁胺醇	pMDI(混悬液) DPI(多剂量) 雾化液	—
	特布他林	pMDI(混悬液) DPI(多剂量) 雾化液	DPI 原研药多剂量未注册进口,国产 DPI 已上市,为胶囊
LABA	福莫特罗	pMDI(共悬浮) DPI(多剂量)	pMDI 剂型无单药气雾剂上市
	沙美特罗	pMDI(溶液) DPI(囊泡)	国产 pMDI 为溶液
	维兰特罗	DPI(囊泡)	国内外无单成分制剂
	茚达特罗	DPI(胶囊)	—
	奥达特罗	SMI	—
SAMA	异丙托溴铵	pMDI(溶液) 雾化液 SMI	—
LAMA	噻托溴铵	DPI(胶囊) SMI	—
	阿地溴铵	DPI(多剂量)	国内外无单药成分制剂
	乌美溴铵	DPI(囊泡)	—
	格隆溴铵	DPI(胶囊)	—

续表

类别	药物	给药系统	备注
SABA+SAMA	沙丁胺醇/异丙托溴铵	pMDI（混悬液）雾化液	—
ICS+LABA	布地奈德/福莫特罗	DPI（多剂量）	—
	氟替卡松/维兰特罗	DPI（囊泡）	—
	倍氯米松/福莫特罗	pMDI（混悬液）	—
	沙美特罗/氟替卡松	DPI（囊泡）	—
LAMA+LABA	乌美溴铵/维兰特罗	DPI（囊泡）	—
	格隆溴铵/福莫特罗	pMDI（共悬浮）	—
	噻托溴铵/奥达特罗	pMDI（溶液）	—
	茚达特罗/格隆溴铵	DPI（胶囊）	—
ICS+LAMA+LABA	布地奈德/格隆溴铵/福莫特罗	pMDI（共悬浮）	—
	氟替卡松/乌美溴铵/维兰特罗	DPI（囊泡）	—
祛痰药	乙酰半胱氨酸	雾化液	—

注：NMPA，国家药品监督管理局。

附录3　哮喘评估相关表格

附表 3-1　哮喘日记

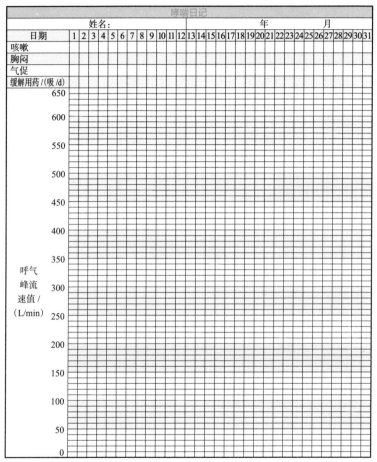

注:请患者记录以下内容。

1. 每天的哮喘症状,如出现咳嗽、胸闷、气促时,在对应日期的方框里打"√"。

2. 在出现咳嗽、胸闷、气促等症状时,若使用了缓解药物,则需要在相应的方框里填写用药次数。

3. 每天固定时间测试呼吸峰流速值,在表中相应日期下方的对应数值位置画上标记"●"。

附表 3-2 哮喘周记

姓名：　　　　　本周起止时间：　　年　　月　　日 至 　　年　　月　　日

症状：如白天或夜间有出现咳嗽、喘息、呼吸急促等症状，请在相应的空格内打钩

	星期一		星期二		星期三		星期四		星期五		星期六		星期日	
	日	夜	日	夜	日	夜	日	夜	日	夜	日	夜	日	夜
咳嗽														
喘息														
呼吸急促														

呼气流量峰值：请在相应的空格内记录测得的最大呼气流量峰值

	星期一		星期二		星期三		星期四		星期五		星期六		星期日	
	日	夜	日	夜	日	夜	日	夜	日	夜	日	夜	日	夜
呼气流量峰值														

药物：请记录每天所用药物名称及用药次数

续表

药物名称	星期一		星期二		星期三		星期四		星期五		星期六		星期日	
	日	夜	日	夜	日	夜	日	夜	日	夜	日	夜	日	夜

记录您一周的哮喘症状、呼气流量峰值及服药量

附表 3-3　成人哮喘行动计划表

基本信息

姓名：	性别：□男 □女	年龄：　　岁	就诊医院：
身高：　cm	体重：　　kg	呼气流量峰值（PEF）预计值（L/min）或个人最佳值（L/min）	

根据临床症状和呼气流量峰值（PEF）监测结果进行哮喘自我管理

我感觉很好
□呼吸通畅
□没有咳嗽或喘息
□夜间睡眠安稳
□能够正常学习、工作、运动
峰流速实测值≥80%预计值

请坚持每天使用控制药物，预防哮喘发作

药物名称	用法用量		疗程
□布地奈德/福莫特罗	□80μg/4.5μg	□160μg/4.5μg	吸/次、次/日　月
□沙美特罗/氟替卡松	□50μg/100μg	□50μg/250μg	吸/次、次/日　月
□丙酸氟替卡松	□50μg	□125μg	吸/次、次/日　月
□布地奈德	100μg		吸/次、次/日　月
□孟鲁司特	□5mg	□10mg	片/次、睡前服用
□其他：			/次、睡前服用　月
如果运动引起哮喘，在运动前30分钟选择以下药物之一，若运动反复引起哮喘，请及时就医			
□沙丁胺醇	100μg		吸/次
□布地奈德/福莫特罗	160μg/4.5μg		吸/次

续表

我感觉不太好
- □频繁咳嗽
- □喘息
- □胸闷
- □夜间咳嗽加重
- 峰流速实测值在 50%~80% 预计值之间

立即使用下列缓解药物，考虑短程升级每日控制药物

药物名称	用法用量	疗程
□布地奈德/福莫特罗	□80μg/4.5μg □160μg/4.5μg	吸/次，次/日　月
□沙丁胺醇	100μg	吸/次，次/日　月
控制药物升级：		吸/次，次/日　月

如果病情需要使用快速缓解药物治疗时，第 1 小时每 20 分钟 1 次，1 小时后按需使用；如缓解时间短于 3 小时，或症状进行性加重，或峰流速持续下降，须立即就医。

我感觉很难受
- □剧烈咳嗽、发憋、呼吸困难
- □走路、说话困难，无法平卧
- □鼻翼煽动，口唇、指甲青紫
- □焦虑、烦躁不安、意识模糊
- 峰流速实测值 <50% 预计值

哮喘急性严重发作，请立即使用以下药物，并尽快就医或拨打急救电话

药物名称	用法用量	疗程
□布地奈德/福莫特罗	□80μg/4.5μg　□160μg/4.5μg　吸/次 第 1 个小时内每 20 分钟 1 次	
□沙丁胺醇	100μg　吸/次 第 1 个小时内每 20 分钟 1 次	
□口服激素	mg/次，立即服用	

情况紧急，立即就医！

医生/药师签名：　　　　　　　　　　患者签名：

附录 4　咳喘随访相关表格

附表 4-1　支气管哮喘患者随访记录表

随访日期：　　　　　　　　　　　　　　　　药师姓名：

患者基本情况					
姓名：		ID 号：		电话：	
性别：		年龄：		民族：	
身高：　　 cm		体重：　　 kg		体质指数：　　 kg/m²	
肌酐清除率：　　 ml/min					
药物 / 食物及其他物品过敏史			吸烟史		
□有： □无			□有, 烟龄：　　 年; 每日吸烟量：　　 支 □无		
病史					
支气管哮喘病史：　　 年 支气管哮喘确诊时间：　　 年　　 月			其他：		
药物使用情况					
适应证	药物名称	用法用量	开始用药时间		不良反应

续表

第一部分　回顾	
过去一年中：	
是否发生急性发作： □是,发生次数：　　次 □否	有无哮喘预后不良危险因素： □有 □无
是否住院： □是,住院次数：　　次 □否	是否制定"哮喘行动计划"： □是,制定时间：　　年　　月 　　　最近更新时间：　　年　　月 □否
FEV_1 占预计值 %：　　　% ACT 评分：　　分	理论随访频率:□ 1~3 个月 　　　　　　　□ 3~12 个月 　　　　　　　□怀孕时每 4~6 周
上一次随访至今：	
有无急性发作： 有□ 无□	当前最想解决的问题： □改善哮喘症状 □降低急性发作风险 □两者均有
第二部分　评估	
吸入技术是否达标:是□　否□ 依从性评分：　　分	
第三部分　调整	
药师建议： 药物治疗方案是否调整： □需要调整,具体调整策略： 　　　　　□升级方案： 　　　　　□降级方案： 　　　　　□更换吸入装置： 　　　　　□用同一类吸入剂中其他药物： □暂不调整	
下次随访时间	
目前 ACT 评分：　　分	
下次随访时间：　　年　　月　　日	理论随访频率:每个月一次

注:随访时,遵循"回顾、评估、调整"的顺序。

附表 4-2　慢性阻塞性肺疾病患者随访记录

随访日期：　　　　　　　　　　　　　　　药师姓名：

患者基本情况		
姓名：	ID 号：	电话：
性别：	年龄：	民族：
身高：　　cm	体重：　　kg	体质指数：　　kg/m²
肌酐清除率：　　　ml/min		

药物 / 食物及其他物品过敏史	吸烟史
□有： □无	□有,烟龄：　　年;每日吸烟量：　支 □无

病史	
COPD 病史：　　年 COPD 确诊时间：　　年　　月	其他疾病：

药物使用情况				
适应证	药物名称	用法用量	开始用药时间	不良反应

续表

第一部分　回顾	
过去一年中：	
是否发生急性加重： □是,发生次数：　次 □否 是否住院： □是,住院次数：　次 □否	FEV₁ 占预计值 %：　% mMRC 呼吸困难量表分级：　级 CAT 评分：　分 GOLD 分级：　级 稳定期病情分组：　组 理论随访频率：□ 6 个月 　　　　　　　□ 12 个月
上一次随访至今：	
有无呼吸困难：□有　□无 有无急性加重：□有　□无	当前最想解决的问题： □改善呼吸困难　□预防急性加重 □两者均有
第二部分　评估	
吸入技术是否达标：□达标　□未达标 依从性评分：　分	
第三部分　调整	
药师建议： 药物治疗方案是否调整： □需要调整,具体调整策略： 　　　　　　□升级方案： 　　　　　　□降级方案： 　　　　　　□更换吸入装置： 　　　　　　□用同一类吸入剂中其他药物： □暂不调整	
下次随访时间	
目前病情分组:GOLD　级,　组	理论随访频率:每个月一次
下次随访时间：　年　月　日	

注:随访时,遵循"回顾、评估、调整"的顺序。

附表 4-3　Morisky 用药依从性问卷（MMAS-8）

项目	选项	
您是否有时忘记服药?	A 是 0( )	B 否 1( )
在过去的 2 周内,是否有一天或几天您忘记服药?	A 是 0( )	B 否 1( )
治疗期间,当您觉得症状加重或出现其他症状时,您是否未告知医生而自行减少药量或停止服药?	A 是 0( )	A 否 1( )
当您外出旅行或长时间离家时,您是否有时忘记随身携带药物?	A 是 0( )	B 否 1( )
昨天您服药了吗?	A 是 1( )	B 否 0( )
当您觉得自己的病情已经得到控制时,您是否停止过服药?	A 是 0( )	B 否 1( )
您是否觉得要坚持治疗计划有困难?	A 是 0( )	B 否 1( )

您觉得要记住按时按量服药很难吗?	从不 1	偶尔 0.75	有时 0.5	经常 0.25	所有时间 0

总分

注:量表满分为 8 分。得分 <6 分,依从性差;得分 6~8 分,依从性中等;得分 8 分,依从性好。

附表 4-4　EQ-5D-5L 量表

行动能力	
我四处走动没有困难	☐
我四处走动有一点困难	☐
我四处走动有中度的困难	☐
我四处走动有严重的困难	☐
我无法四处走动	☐
自我照顾	
我自己洗澡或穿衣没有困难	☐

我自己洗澡或穿衣有一点困难 □

我自己洗澡或穿衣有中度的困难 □

我自己洗澡或穿衣有严重的困难 □

我无法自己洗澡或穿衣 □

日常活动

我进行日常活动没有困难 □

我进行日常活动有一点困难 □

我进行日常活动有中度的困难 □

我进行日常活动有严重的困难 □

我无法进行日常活动 □

疼痛或不舒服

我没有疼痛或不舒服 □

我有一点疼痛或不舒服 □

我有中度的疼痛或不舒服 □

我有严重的疼痛或不舒服 □

我有非常严重的疼痛或不舒服 □

焦虑或沮丧

我没有焦虑或沮丧 □

我有一点焦虑或沮丧 □

我有中度的焦虑或沮丧 □

我有严重的焦虑或沮丧 □

我有非常严重的焦虑或沮丧 □

注:在每个标题下,请在能最恰当地描述您今天的健康状况的一个方格上打"√"。

我们绘制了一个健康标尺,用来描述您的健康状态。最坏健康状态标记为 0 分,最佳健康状态标记为 100 分。您认为您的健康状态是多少分。

```
0    10   20   30   40   50   60   70   80   90   100
|____|____|____|____|____|____|____|____|____|____|
```

健康评分:

附表 4-5　抑郁自评量表（SDS）

编号	项目	从无或偶尔	有时	经常	绝大部分时间
1	我觉得闷闷不乐,情绪低沉	□1分	□2分	□3分	□4分
2	我觉得一天之中早晨最好	□4分	□3分	□2分	□1分
3	我一阵阵地哭出来或是想哭	□1分	□2分	□3分	□4分
4	我晚上睡眠不好	□1分	□2分	□3分	□4分
5	我吃得和平时一样多	□4分	□3分	□2分	□1分
6	我与异性接触时和以往一样感到愉快	□4分	□3分	□2分	□1分
7	我发觉我的体重在下降	□1分	□2分	□3分	□4分
8	我有便秘的苦恼	□1分	□2分	□3分	□4分
9	我心跳比平时快	□1分	□2分	□3分	□4分
10	我无缘无故地感到疲乏	□1分	□2分	□3分	□4分
11	我的头脑和平时一样清楚	□4分	□3分	□2分	□1分
12	我觉得经常做的事情并没有困难	□4分	□3分	□2分	□1分
13	我觉得不安而平静不下来	□1分	□2分	□3分	□4分
14	我对将来抱有希望	□4分	□3分	□2分	□1分
15	我比平常容易激动	□1分	□2分	□3分	□4分
16	我觉得做出决定是容易的	□4分	□3分	□2分	□1分
17	我觉得自已是个有用的人,有人需要我	□4分	□3分	□2分	□1分
18	我的生活过得很有意思	□4分	□3分	□2分	□1分
19	我认为如果我死了别人会生活得更好些	□1分	□2分	□3分	□4分
20	平常感兴趣的事我仍然照样感兴趣	□4分	□3分	□2分	□1分

注:SDS 以 53 分为分界。53~62 分,轻度抑郁;63~72 分,中度抑郁;72 分以上,重度抑郁。

附表 4-6 焦虑自评量表（SAS）

编号	项目	从无或偶尔	有时	经常	绝大部分时间
1	我觉得比平时容易紧张和着急	□1分	□2分	□3分	□4分
2	我无缘无故地感到害怕	□1分	□2分	□3分	□4分
3	我容易心里烦乱或觉得惊恐	□1分	□2分	□3分	□4分
4	我觉得我可能将要发疯	□1分	□2分	□3分	□4分
5	我觉得一切都很好，也不会发生什么不幸	□4分	□3分	□2分	□1分
6	我手脚发抖震颤	□1分	□2分	□3分	□4分
7	我因为头痛、颈痛和背痛而苦恼	□1分	□2分	□3分	□4分
8	我感觉容易衰弱和疲乏	□1分	□2分	□3分	□4分
9	我觉得心平气和，并且容易安静坐着	□4分	□3分	□2分	□1分
10	我觉得心跳得快	□1分	□2分	□3分	□4分
11	我因为一阵阵头晕而苦恼	□1分	□2分	□3分	□4分
12	我有晕倒发作，或觉得要晕倒似的	□1分	□2分	□3分	□4分
13	我呼气吸气都感到很容易	□4分	□3分	□2分	□1分
14	我手脚麻木和刺痛	□1分	□2分	□3分	□4分
15	我因胃痛和消化不良而苦恼	□1分	□2分	□3分	□4分
16	我常常要小便	□1分	□2分	□3分	□4分
17	我的手常常是干燥温暖的	□4分	□3分	□2分	□1分
18	我脸红发热	□1分	□2分	□3分	□4分
19	我容易入睡并且一夜睡得很好	□4分	□3分	□2分	□1分
20	我做噩梦	□1分	□2分	□3分	□4分

注：SAS以50分为分界。50~59分，轻度焦虑；60~69分，中度焦虑；70分以上，重度焦虑。

缩略词表

英文缩写	英文全称	中文名称
AATD	α_1-antitrypsin deficiency	α_1- 抗胰蛋白酶缺乏症
AC	allergic cough	变应性咳嗽
ACEI	angiotensin converting enzyme inhibitor	血管紧张素转换酶抑制剂
ACQ	asthma control questionnaire	哮喘控制问卷
ACT	asthma control test	哮喘控制测试
ADR	adverse drug reaction	药品不良反应
AECOPD	acute exacerbation of chronic obstructive pulmonary disease	慢性阻塞性肺疾病急性加重期
ARDS	acute respiratory distress syndrome	急性呼吸窘迫综合征
BMI	body mass index	体重指数
BNP	B-type natriuretic peptide	B 型利钠肽
BSI	bronchiectasis severity index	支气管扩张症严重程度指数
CAP	community acquired pneumonia	社区获得性肺炎
CAT	chronic obstructive pulmonary disease assessment test	慢性阻塞性肺疾病患者自我评估测试
CCIQ	chronic cough influence questionnaire	慢性咳嗽影响问卷
CFC	chlorofluorocarbon	氯氟烃(氟利昂)

英文缩写	英文全称	中文名称
COPD	chronic obstructive pulmonary disease	慢性阻塞性肺疾病
CQLQ	cough specific quality of life questionnaire	咳嗽专用生活质量问卷
CTPA	computed tomography pulmonary angiography	CT 肺动脉造影
CVA	cough variant asthma	咳嗽变异性哮喘
DPI	dry powder inhaler	干粉吸入器
EB	eosinophilic bronchitis	嗜酸性粒细胞性支气管炎
FDA	food and drug administration	食品药品管理局
FeNO	fractional exhaled nitric oxide	呼出气一氧化氮
FEV_1	forced expiratory volume in first second	第一秒用力呼气量
FVC	forced vital capacity	用力肺活量
GERC	gastroesophageal reflux cough	胃食管反流性咳嗽
GINA	the Global Initiative for Asthma	全球支气管哮喘防治倡议
GOLD	Global Initiative for Chronic Obstructive Lung Disease	慢性阻塞性肺疾病全球倡议
HAP	hospital acquired pneumonia	医院获得性肺炎
HFA	hydrofluoroalkane	氢氟烷
HFNC	high-flow nasal cannula oxygen therapy	经鼻导管高流量吸氧治疗
ICS	inhaled corticosteroid	吸入性糖皮质激素
ICU	intensive care unit	重症监护病房
IL-5	interleukin-5	白细胞介素 -5

英文缩写	英文全称	中文名称
IL-5R	interleukin-5 receptor	白细胞介素 -5 受体
IL-4	interleukin-4	白细胞介素 -4
IL-4R	interleukin-4 receptor	白细胞介素 -4 受体
ILD	intersticial lung disease	间质性肺病
IPF	idiopathic pulmonary fibrosis	特发性肺纤维化
LABA	long acting β_2 receptor agonist	长效 β_2 受体激动剂
LABD	long acting bronchodilator	长效支气管扩张剂
LAMA	long acting M cholinergic receptor antagonist	长效 M 胆碱受体阻滞药
LCQ	Leicester cough questionnaire	莱切斯特咳嗽问卷
LTRA	leukotriene receptor antagonist	白三烯受体拮抗剂
MMAD	mass median aerodynamic diameter	质量中位数气动粒径
MMAS	Morisky medication adherence scale	用药依从性量表
mMRC	modified Medical Research Council	改良版英国医学研究委员会
NIV	non-invasive ventilation	无创机械通气
NPPV	noninvasive positive pressure ventilation	无创正压通气
NSAIDs	nonsteroidal anti-inflammatory drugs	非甾体抗炎药
NT-proBNP	N-terminal pro-brain natriuretic peptide	脑自然肽氨基酸前体蛋白
OCS	oral corticosteroid	口服糖皮质激素

英文缩写	英文全称	中文名称
PaCO$_2$	partial pressure of carbon dioxide in artery	动脉血二氧化碳分压
PaO$_2$	partial pressure of oxygen in artery	动脉血氧分压
PEF	peak expiratory flow	呼气流量峰值
PIFR	physical intumescent flame retardant	最大吸气流速
pMDI	pressurized metered dose inhaler	压力定量吸入器
PPI	proton pump inhibitor	质子泵抑制剂
RRA	relative receptor affinity	相对受体亲和力
SABA	short acting β$_2$ receptor agonist	短效 β$_2$ 受体激动剂
SABD	short acting bronchodilator	短效支气管扩张剂
SAMA	short acting M cholinergic receptor antagonist	短效 M 胆碱受体阻滞药
SaO$_2$	arterial oxygen saturation	动脉血氧饱和度
SAS	self-rating anxiety scale	焦虑自评量表
SDS	self-rating depression scale	抑郁自评量表
SMI	soft mist inhaler	软雾吸入器
SpO$_2$	percutaneous oxygen saturation	经皮血氧饱和度
SVN	small volume nebulizer	小容量雾化器
UACS	upper airway cough syndrome	上气道咳嗽综合征
USN	ultrasonic nebulizer	超声雾化器
VAP	ventilator associated pneumonia	呼吸机相关性肺炎
VAS	visual analogue scale	视觉模拟评分法

延伸阅读

延伸阅读

40

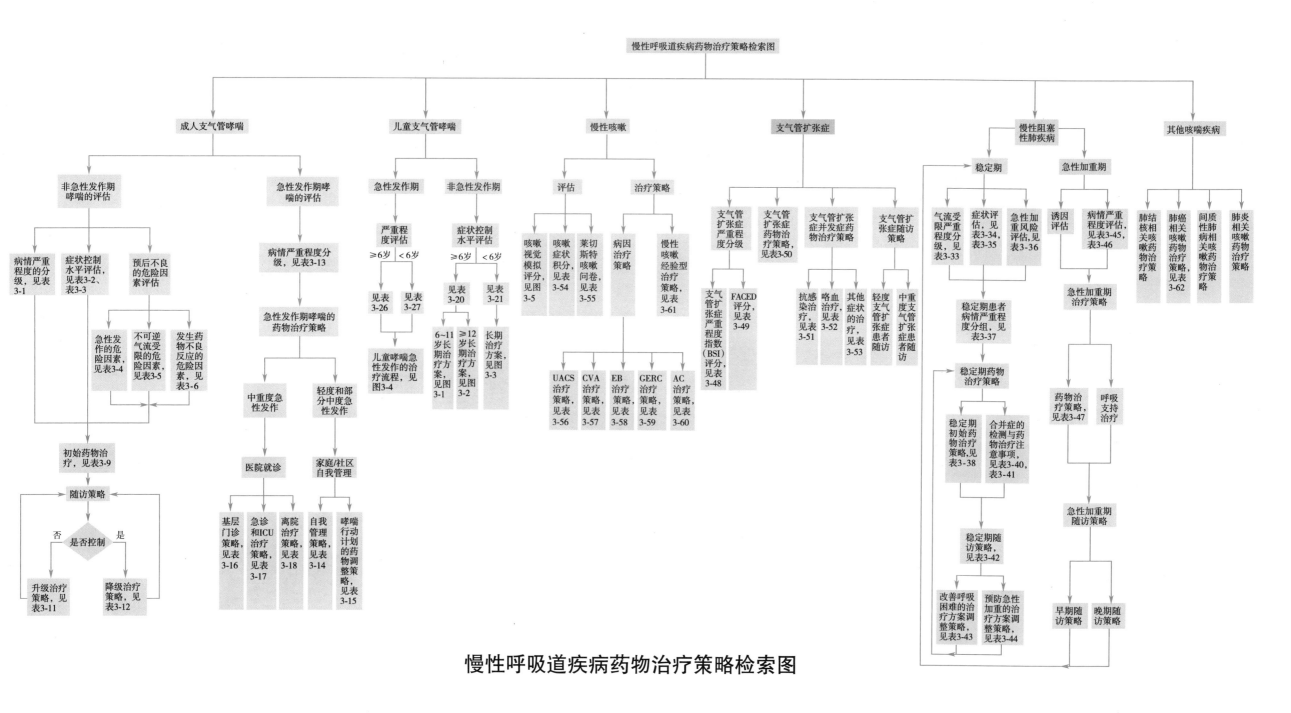

慢性呼吸道疾病药物治疗策略检索图